手術後・退院後の安心シリーズ

イラストでわかる

腎臓病

慢性腎臓病・腎不全を改善させる生活ガイド

食事療法を中心にした
日常生活の処方と症状別の対処法

順天堂大学医学部腎臓内科教授
富野康日己 監修

法研

はじめに

私達医師にとって、病気の状態・治療方針・今後の経過や予後などを患者さんやご家族にわかりやすい言葉で説明し、十分理解していただくことは、大変重要な仕事の一つです。私達は、患者さんやご家族にそれらについて説明していますが、多忙な診療の限られた時間内では十分に伝えられていないこともあるのではないかと思っています。私は、長年腎臓病の臨床と教育・研究に携わってきましたが、患者さんやご家族で腎臓の働きや腎臓病について正しく理解されている方は、少ないと思います。腎臓は、体の後ろ側に左右1個ずつある120g前後の小さな臓器ですが、「肝腎要の臓器」と言われています。腎臓は、血液を浄化し尿を作ったり、水分の調節、ホルモンを分泌して赤血球の生成や血圧のコントロールなどの重要な働きをしています。しかし、自覚症状は出にくいため、「沈黙の臓器」とも言われています。健康診断などで尿検査や血液検査で異常を指摘されたら放置せず、早期に診断・治療を受けることが重要です。慢性腎臓病から末期腎不全透析療法に進行させないため、また狭心症や心筋梗塞、脳卒中などの心血管疾患を併発させないためには、患者さん、ご家族と医師、看護師、栄養士、薬剤師などとのチーム医療の充実があげられます。

本書は、特に慢性腎臓病についての知識を一層高めていただくため、治療の基本、食事療法、日常生活の注意点などについて図表を数多く用いながら解説されています。今回縁あって、監修をさせていただきましたが、患者さんやご家族の皆さまが有効に活用されることを心から願っています。皆さまのお役にたてれば、望外の喜びです。最後に、ご協力いただきました法研並びに執筆・編集協力をなされた皆様に厚く御礼申し上げます。

2013年初夏　神田川のほとりにて

順天堂大学腎臓内科　**富野康日己**

イラストでわかる
腎臓病
慢性腎臓病・腎不全を改善させる生活ガイド

第3章 慢性腎臓病を進行させない食事療法　69

※腎臓病の多くは手術による治療が行われませんが、慢性腎臓病を悪化させないための食事療法や生活習慣などは、ほかの疾患の手術後・病後のケアと共通する点が多いことから「手術後・退院後の安心シリーズ」の一冊として刊行しました。

第1章

腎臓のしくみと腎臓病

腎臓病は、こんな病気

自覚症状なしに進行することが多い

近年、腎臓病の患者さんは世界的に増加しており、日本では、成人の約8人に1人が慢性的に進行する腎臓病の疑いがあるとされています。腎臓病の怖さのひとつが、自覚症状が少ないこと。多くの場合、腎機能が3分の1程度になるまで、体に異常が現れることはありません。そのため、健康診断などで腎臓の異常に気づいても、「たいしたことはないだろう」と軽く受け止めてしまう人が少なくないのです。でも、腎臓病は自然治癒を期待できる病気ではありません。適切な治療や生活改善を行わない限り病状は進みます。

慢性腎不全になると機能の回復は望めない

腎臓病が進むと、「**腎不全**（腎臓の働きが低下した状態）」になります。急激に腎機能が低下する「**急性腎不全**」は治療によって回復することもありますが、時間をかけて進行した「**慢性腎不全**」の場合、失われた機能をとり戻せる可能性はほとんどありません。慢性腎不全に陥らないためにも、早い段階で病気に気づき、生活の見直しや治療にとり組むことが大切です。

ここが大事!!

●進行すると現れる症状

腎臓病の主な症状には、尿の異常やむくみ、高血圧があります。尿の異常には、尿にたんぱく質や血液の成分が混じるほか、尿の量が異常に多くなったり少なくなったりするものがあります。むくみは、体内に余分な水分がたまるために起こります。靴がきつくなった、顔がはれぼったい、などの自覚症状を伴うもののほか、内臓にむくみが生じることもあります。また、腎機能の低下に伴って高血圧も起こしやすくなります。

■腎臓病が進行すると…■

健康診断などの検査数値に異常が現れる

↓

・たんぱく尿（血液中のたんぱく質が尿に混じる）
・血尿（赤血球が尿に混じる）　など

赤血球が微量の場合、尿の色などに変化は見られない

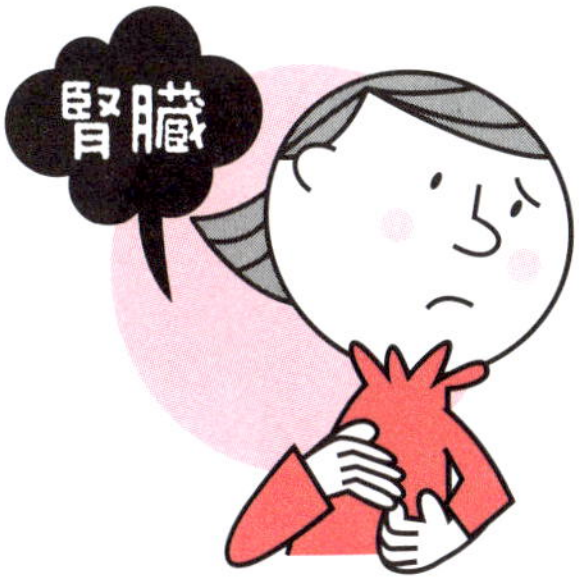

↓

自覚症状がないため、再検査などを受けず、
これまでどおりの生活を続ける

↓

腎機能が徐々に低下

↓

慢性腎不全

失われた腎機能が回復する可能性は、ほとんどない

↓

さらに進行すると透析療法などが必要になる

↓

早期発見・早期治療が、腎臓病の進行を食い止めるポイント！

腎臓の働き

血液を浄化し尿をつくる

腎臓には、主に3つの働きがあります。1つめが血液中の老廃物をとり除き、尿をつくること。心臓から送り出された血液は体中の細胞に酸素と栄養素を届け、かわりに代謝によって生じた二酸化炭素やアンモニアなどの老廃物を回収します。有害なものを含んだ血液はいったん腎臓に送られ、老廃物をとり除いてから心臓へ戻っていきます。腎臓では血液をろ過し、不要なものを尿として排泄することで血液を浄化しています。

水分の調節やホルモンの分泌も

腎臓の2つめの働きが、体内の水分の量や成分のコントロール。尿の量を変えることによって体内の水分量を適切に保ち、筋肉の動きや血圧にかかわる電解質(ナトリウム、カリウム、カルシウム、リンなど)の割合を調節します。

3つめの働きが、ホルモンの分泌とビタミンの活性化。赤血球をつくるホルモンや血圧を調節するホルモンを分泌するほか、ビタミンDを体内で働きやすい形に変えて、カルシウムの吸収を助けています。

ここが大事!!

●体に含まれる水分とは?

成人の体の55~60%は「水分」です。水分のおよそ3分の1は細胞内に含まれており、残りは血液やリンパ液など、さまざまな形で細胞の外にあります。正常な体の働きを維持するためには、体内の水分を常に中性~弱アルカリ性に保つ必要がありますが、この役割を担っているのも腎臓です。腎臓では過剰な酸を尿に排出するなどして、体内の水分のpH(酸性・アルカリ性の程度を示す単位)を調節しています。

■腎臓の主な働き■

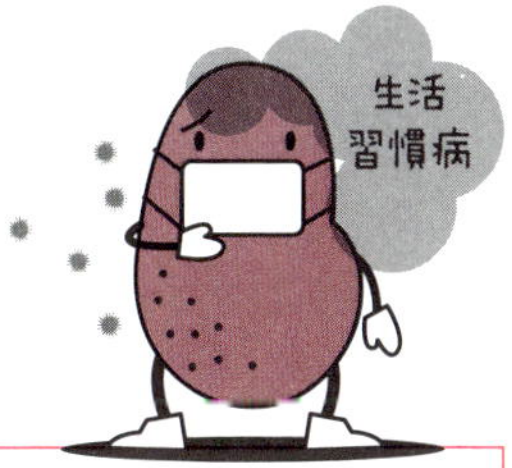

●血液を浄化し、尿をつくる

体内をめぐった老廃物を含む血液をろ過する
→ きれいになった血液は心臓へ
→ 老廃物は膀胱へ送られ、尿として排泄される

●体に含まれる水分の量を調整する

水分を多くとったとき → 尿の量を増やす

発汗や下痢などで体の水分を失ったとき → 尿の量を減らす

●体に含まれる水分の成分を調整する

水分に含まれる電解質の割合を適切に保つ
水分を中性～弱アルカリ性に保つ
→ 体の機能を正常に維持し、細胞が生きていける環境を保つ

●ホルモンの分泌

エリスロポエチン → 赤血球の生成を促す

レニン、カリクレインなど → 血圧をコントロールする

●ビタミンの活性化

ビタミンDを体内で働きやすい「活性型ビタミンD」に変える → カルシウムの吸収を助ける

腎臓のしくみ

糸球体で血液をろ過

腎臓は、腰よりやや上の背中側にある左右一対の臓器で、そら豆のような形をしています。血液の浄化は、腎臓の「**糸球体**《しきゅうたい》」で行われます。糸球体は毛細血管が集まったもので、「**ボーマン囊**《のう》」という組織に覆われています。老廃物を含む血液は糸球体でろ過され、血球やたんぱく質など分子の大きな成分は血液中に残りますが、老廃物など分子の小さいものは余分な水分とともにボーマン腔《くう》へしみ出します。この水分が尿のもとになる「原尿」です。

必要なものは尿細管で再吸収

原尿はボーマン腔から、腎臓の深部にある「**腎盂**《じんう》」へつながる「**尿細管**」に流れ込みます。尿細管を通るあいだに、原尿に含まれる必要な電解質と水分が再吸収され、血液中に戻されます。こうして最終的に残ったものが腎盂から膀胱へ送られ、尿として排泄されます。原尿は、1日に約150リットルつくられますが、その99％は尿細管で再吸収され、尿として排泄されるのは、1・5リットルほどです。

ここが大事!!

●約200万個の組織が尿をつくる

糸球体とボーマン囊、尿細管を、あわせて「ネフロン」といいます。腎臓には、ひとつあたり100万個ものネフロンがあります。ネフロンは数が多いため、一部に異常が生じても、すぐに体の不調につながるわけではありません。健康なネフロンが、機能が低下したネフロンの働きをカバーし、体の働きを正常に保とうとするからです。そのため、腎臓病がかなり進行するまで自覚症状が現れにくいのです。

■腎臓のしくみ■

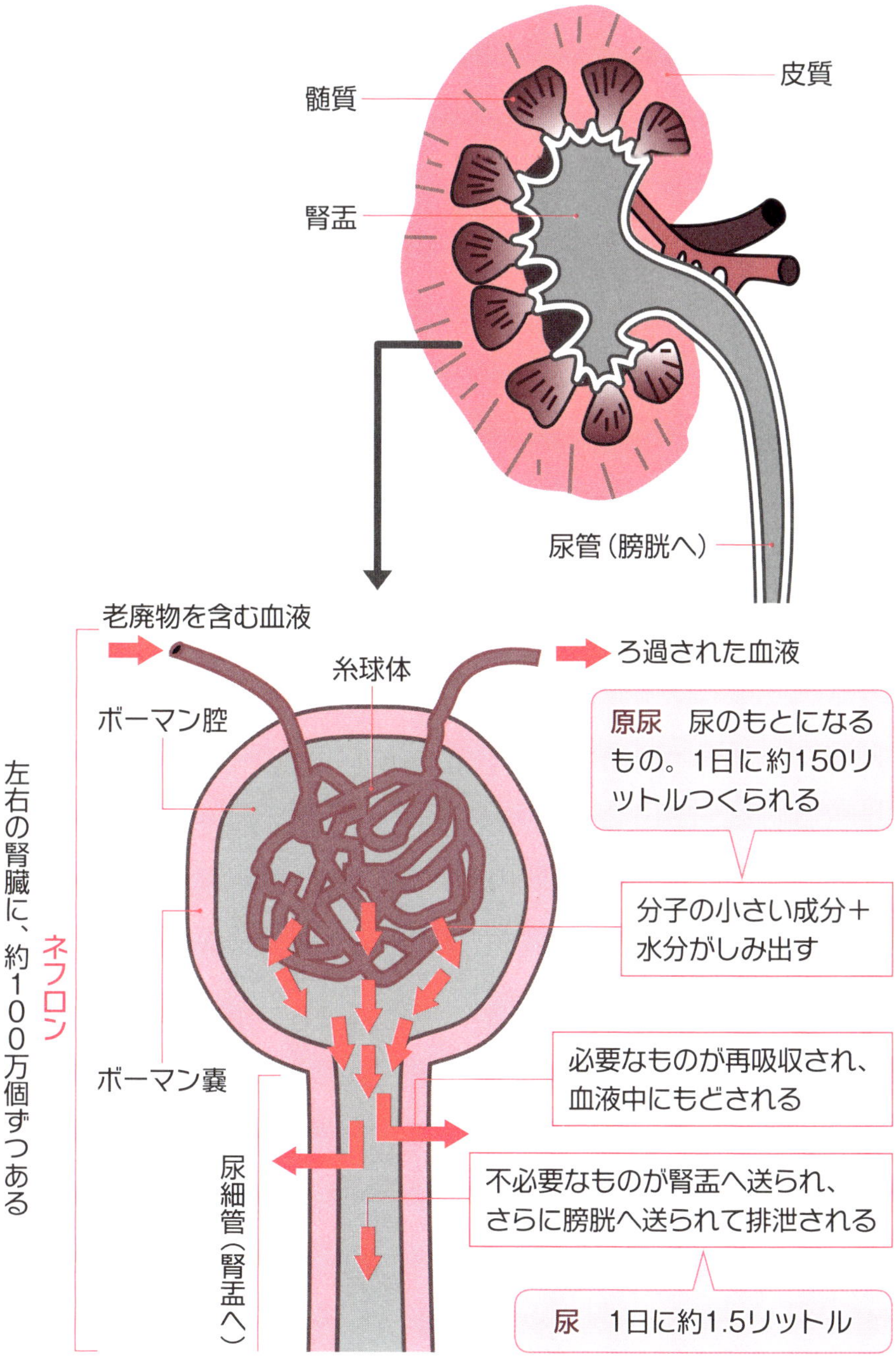
髄質
皮質
腎盂
尿管（膀胱へ）
老廃物を含む血液
ろ過された血液
糸球体
ボーマン腔
原尿　尿のもとになるもの。1日に約150リットルつくられる
分子の小さい成分＋水分がしみ出す
左右の腎臓に、約100万個ずつある
ネフロン
ボーマン嚢
必要なものが再吸収され、血液中にもどされる
尿細管（腎盂へ）
不必要なものが腎盂へ送られ、さらに膀胱へ送られて排泄される
尿　1日に約1.5リットル

慢性腎臓病（CKD）とは

原因にかかわらず腎臓の状態から診断

「**慢性腎臓病**（CKD／Chronic Kidney Disease）」とは、特定の病名ではなく、「腎機能が慢性的に低下していく状態」を指す名称です。腎機能低下の原因となった病気の種類にかかわらず、腎臓の状態によって診断されます。診断基準は2つ。1つめが各種の検査によって腎障害が明らかであること、2つめが「**糸球体ろ過値（GFR）**」が60㎖／分／1・73平方メートル未満であることです。2つのうちのどちらか、または両方が3カ月以上続くと、慢性腎臓病と診断されます。

慢性腎臓病の重症度

慢性腎臓病の重症度は、「**原因となった病気**」「**腎機能**」「**たんぱく尿**」の3点から判断されます。腎機能のめやすとしては、糸球体ろ過値（糸球体で老廃物をろ過する機能）が使われます。慢性腎臓病という考え方がとり入れられたのは、早期治療によって腎機能の低下を防ぎ、透析が必要な患者さんを減らすためです。また、腎臓病が誘発する循環器系の病気（18ページ参照）を予防することも目的のひとつです。

ここが大事!!

●**腎機能の調べかた**

慢性腎臓病の診断基準となる糸球体ろ過値は、血液検査によってわかる「クレアチニン値」から推算されるのが一般的です。老廃物の一種であるクレアチニンは、通常はほとんどが排泄されますが、腎機能が低下すると血液中に残ってしまうのです。糸球体ろ過値を正確に調べるには、数時間～1日、尿をためて行う検査が必要なため、健康診断などではクレアチニン値の検査結果から腎機能が診断されています。

■慢性腎臓病の診断基準と病期■

尿検査、血液検査、画像診断などから、腎障害が明らか（とくにたんぱく尿が出ている）

糸球体ろ過値（GFR）が60ml/分/1.73㎡未満である

↓

どちらかひとつ、または両方に当てはまる状態が3カ月以上続く

↓

慢性腎臓病（CKD）

●慢性腎臓病の重症度

（日本腎臓学会編　CKD診療ガイド2012）

原因となった疾患	たんぱく尿（※）区分	A1	A2	A3
糖尿病	尿アルブミン定量（mg／日） 尿アルブミン／Cr比（mg／gCr）	正常	微量アルブミン尿	顕性アルブミン尿
		30未満	30～299	300以上
高血圧、腎炎、多発性嚢胞腎《たはつせいのうほうじん》、移植腎、不明、その他	尿たんぱく定量（g／日） 尿たんぱく／Cr比率（g／gCr）	正常	軽度たんぱく尿	高度たんぱく尿
		0.15未満	0.15～0.49	0.50以上

	分類	腎機能	糸球体ろ過値（GFR）
糸球体ろ過値（GFR）区分（㎖／分／1.73㎡）	G1	正常または高値	90以上
	G2	正常または軽度低下	60～89
	G3a	軽度～中等度低下	45～59
	G3b	中等度～高度低下	30～44
	G4	高度低下	15～29
	G5	末期腎不全	15未満

※「たんぱく尿」とは、尿のなかから1日あたり150mg以上のたんぱく質が継続的に検出される状態のこと

↓

重症度は、原因となった疾患と「G1～G5」「A1～A3」に分類された病期を続けて、「糖尿病G2A3」のように表される

慢性腎臓病が怖いわけ

腎機能の低下が軽度でも循環器系の病気の原因に

腎臓病の病状を、病名ではなく腎機能の状態でとらえる「慢性腎臓病（16ページ参照）」という考え方は、２００２年にアメリカで生まれたものです。その後、世界的に慢性腎臓病が問題視されるようになりましたが、その理由は、腎臓病が進行すると透析などの治療が必要になり、患者さんの負担が大きくなるため。また、たとえ軽度でも腎機能の低下が見られると、循環器系の病気を発症する可能性が高まることがわかってきたためでもあります。

腎機能の低下にかかわる高血圧と動脈硬化に注意

腎機能を低下させる原因のひとつに、高血圧があります。高血圧の状態が続くと血管の負担が大きくなり、毛細血管の集まりである糸球体などの組織も傷つけられます。すると、血圧を調節するホルモンの分泌も乱れ、さらに血圧が上がる…という悪循環に陥ってしまいます。そして、高血圧によって動脈硬化が進み、血管が弾力を失ったり血栓ができやすくなったりするため、虚血性心疾患や脳卒中といった深刻な病気のリスクも増していくのです。

ここが大事!!

●慢性腎臓病になりやすい人

一般に、慢性腎臓病になりやすいのは、次のような条件のいずれかに当てはまる人です。

・糖尿病、高血圧、脂質異常症、高尿酸血症などの患者
・動脈硬化が進んでいる
・肥満である
・メタボリックシンドロームである
・喫煙の習慣がある
・高齢者　など

危険因子がある人は定期的な健康診断を欠かさないようにするほか、生活習慣病のリスクを減らす努力も必要です。

■循環器系の病気を悪化させる慢性腎臓病■

高血圧

↓

血管に負担をかけ、
腎臓の組織を傷つける

血液を浄化する「糸球体」は毛細血管の集合体！

↓

腎機能が低下する

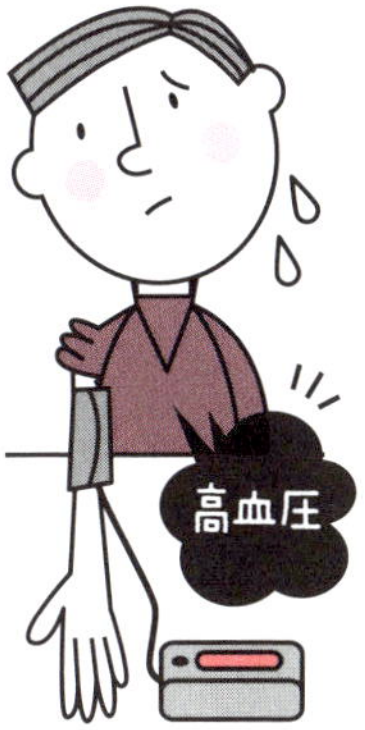

↓

血圧をコントロールする
ホルモンの分泌が影響を受ける

↓

血圧が上昇する ― **悪循環に！**（→高血圧へ戻る）

↓

動脈硬化が進む

慢性腎臓病と合併していることが多い糖尿病や脂質異常症は、動脈硬化をさらに進行させる

↓

虚血性心疾患や脳卒中の原因に！

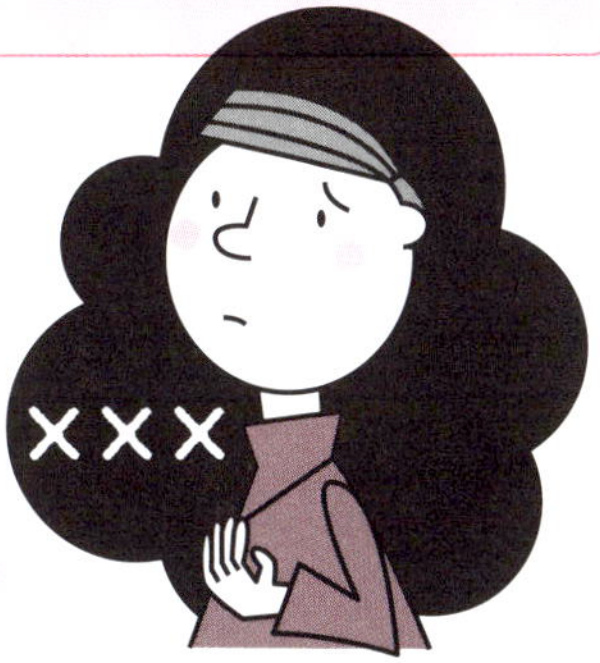

慢性腎臓病の原因となる腎臓病

腎臓病以外の病気がきっかけとなることも

腎臓病には、さまざまな種類があります。かぜなどの感染症に続いて起こる「**急性糸球体腎炎（急性腎炎）**」や、何らかの原因で急激に腎機能が低下する「**急性腎不全**」などは適切な治療によって治すことが可能です。でも、腎臓病の多くはいったん失われた腎機能の回復が難しく、慢性腎臓病につながる可能性があります。慢性腎臓病の原因となる主な腎臓病には、次のようなものがあります。

●慢性糸球体腎炎（慢性腎炎）

糸球体に障害が起こり、たんぱく尿、血尿、高血圧などが1年以上続きます。異常が見られる部分によって、いくつかの種類に分けられます。

●糖尿病性腎症

糖尿病のために毛細血管の集まりである糸球体の動脈硬化が進み、腎機能が低下します。

●腎硬化症

高血圧のために糸球体の動脈硬化が進み、腎機能が低下します。

●多発性囊胞腎《たはつせいのうほうじん》

腎臓に多くの囊胞《のうほう》（液体がたまった袋）ができる病気。囊胞が腎臓の組織を圧迫するため、腎機能が低下します。

ここが大事!!

●「ネフローゼ」とは？

腎臓の障害としてよく聞かれる「ネフローゼ」は、特定の病気の名称ではありません。正しくは「**ネフローゼ症候群**」といい、糸球体の異常によって大量のたんぱく質が排泄されてしまう状態を指します。血液中のたんぱく質が不足するためにむくみが生じ、コレステロールや中性脂肪が増加して脂質異常症を引き起こします。ネフローゼ症候群は、糖尿病や膠原病など、腎臓病以外の病気が原因となることもあります。

■さまざまな腎臓病■

糖尿病性腎症

糖尿病のために毛細血管の集まりである糸球体の動脈硬化が進み、腎機能が低下する

多発性嚢胞腎

腎臓に多くの嚢胞ができる。嚢胞が腎臓の組織を圧迫するため、腎機能が低下する

慢性腎盂腎炎

腎臓の深部にある腎盂《じんう》が細菌に感染する。感染による炎症が長引くと、腎機能が低下する

慢性糸球体腎炎（慢性腎炎）

糸球体に障害が起こり、たんぱく尿、血尿、高血圧などが1年以上続く。異常が見られる部分によって、いくつかの種類に分けられる

IgA腎症
膜性腎症
微小変化群
膜性増殖性糸球体腎炎
巣状糸球体硬化症　など

腎硬化症

高血圧のために糸球体の動脈硬化が進み、腎機能が低下する

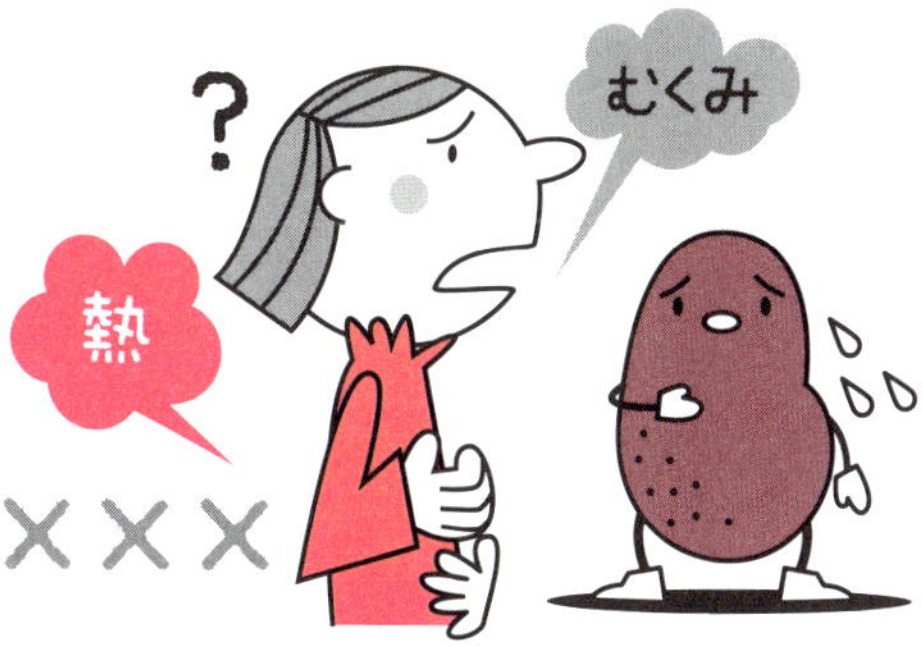

早期に適切な治療を行えば完治の可能性がある

急性糸球体腎炎

溶連菌など、上気道の感染症に続いて糸球体に炎症が起こる。血尿、たんぱく尿、高血圧、むくみなどが見られる

急性腎盂腎炎

腎臓の深部にある腎盂が細菌に感染する。急激に発症し、高熱や悪寒を伴う

慢性腎臓病の治療

病気の進行を抑制し「生活の質」を守る

慢性腎臓病の場合、いったん失われた腎機能を回復させられる可能性はほとんどありません。ただし、早い段階で病気に気づいて適切な治療を行えば、残された腎機能を守っていくことは可能です。慢性腎臓病の治療は、主に2つの目的のために行われます。1つめが、末期慢性腎不全になるのを防いだり遅らせたりすること。2つめが、虚血性心疾患や脳卒中など、慢性腎不全によってリスクが高まる病気の発症を防ぐことです。

さまざまな治療で症状の連鎖を断ち切る

慢性腎臓病の治療は、病状に応じてさまざまな方法を組み合わせて行われます。慢性腎臓病の原因となった病気の治療に加え、高血圧や糖尿病といった生活習慣病の治療や、生活習慣の改善なども必要になります。これは、「糖尿病のために動脈硬化が進み、動脈硬化の影響で腎機能が低下する」といった「**症状の連鎖**」を断ち切るため。たとえ自覚症状がなくても、医師の指示に従って定期的に検査を受け、適切な治療を続けることが大切です。

ここが大事!!

●腎臓病治療のポイント

腎臓病の場合、外科手術が必要なものは多くないため、「薬物療法」「食事療法」「生活指導」が治療の中心となります。注意したいのは、食事の内容や生活上の注意も治療の一環であるということ。「薬を飲んでいるから安心」というわけではなく、薬、食事、生活の3つがそろうことで効果が出るのです。患者さん自身の努力や工夫が必要なことも多いので、医師や病院のスタッフと相談しながら治療を進めましょう。

■慢性腎臓病の影響とさまざまな治療■

生活習慣の改善
- 食事指導
- 脂質異常症に対する治療
- 貧血に対する治療
- 骨・ミネラル代謝異常に対する治療
- 高尿酸血症に対する治療

その他の危険因子
- 加齢　・喫煙
- 肥満　・脂質異常症
- メタボリックシンドローム
- 貧血　・尿毒症
- 骨・ミネラル代謝異常
- 高尿酸血症

末期の慢性腎不全

防ぐ！
進行を遅らせる！

慢性腎臓病の治療
- 慢性腎臓病の原因となった病気の治療
- 食事指導
- 尿たんぱく・尿中アルブミンを減少させる治療
- 貧血に対する治療
- 骨・ミネラル代謝異常に対する治療
- 高尿酸血症に対する治療
- 尿毒症毒素に対する治療

慢性腎臓病

糖尿病の治療

高血圧の治療

糖尿病
- 生活習慣の改善
- 食事指導

高血圧
- 生活習慣の改善
- 食事指導
- 尿たんぱく・尿中アルブミンを減少させる治療

防ぐ！
進行を遅らせる！

虚血性心疾患や脳卒中

慢性腎臓病の治療

慢性腎臓病の治療の基本

3つの治療法を並行して続ける

慢性腎臓病の治療は、「**薬物療法**」「**食事療法**」「**生活習慣の改善**」の3方向から行われます。薬物療法では、慢性腎臓病の原因となる疾患の種類や病状に応じて各種の薬が処方されます（54ページ参照）。食事療法（70ページ〜参照）は、高血圧や糖尿病、肥満などを予防・改善し、腎臓の負担を軽くすることが目的。減塩とたんぱく質摂取量の調整が中心となります。生活習慣の改善ポイントとしては、生活リズムや禁煙、運動などが挙げられます（28ページ〜参照）。慢性腎臓病は、「薬を飲めば治る」という病気ではありません。薬による治療効果を上げるためには、食事や生活習慣の見直しが不可欠。3方向からのアプローチを並行して続けていくことが大切です。

末期腎不全になると透析療法などが必要に

これらの治療を続けても病気が進行してしまった場合、**透析療法**（118ページ〜参照）や**腎移植**（128ページ参照）が行われます。こうした治療は、腎機能が正常な状態の10％以下になると必要だと考えられています。

ここが大事!!

●**腎臓病の外科的療法**

手術が必要な腎臓病は、それほど多くありません。外科的療法で多いのは、腎臓や尿管などに結石が生じる尿路結石の治療。水分をとるなどしても自然に排出できない場合、体外から衝撃波を当てたり、内視鏡を使って結石を破砕する治療が行われます。また、腎臓がんなどの腎腫瘍では、腎臓の摘出や部分切除が必要になります。このほか、ＩｇＡ腎症の治療の一環として扁桃腺を摘出する手術が行われることもあります。

■慢性腎臓病の治療■

腎機能を低下させるリスク
高血圧、糖尿病、耐糖能異常（糖尿病予備群）、脂質異常症、肥満など

↓

生活習慣の改善
- 禁煙、メタボリックシンドロームの予防、生活のリズムの改善などを行う
- 腎臓の負担を軽減し、薬物治療の効果を高める

食事療法
- 腎機能を低下させるリスクを改善して腎臓の負担を軽減し、腎機能を守る
- 腎臓の負担を軽減し、薬物治療の効果を高める

薬物療法
- 慢性腎臓病の原因となった疾患の治療・改善
- 腎機能を低下させるリスクの治療・改善

↓

慢性腎臓病

腎機能をできるだけ長く維持！

↓

腎機能の低下 → 透析療法、腎移植など

腎機能の維持、症状の改善

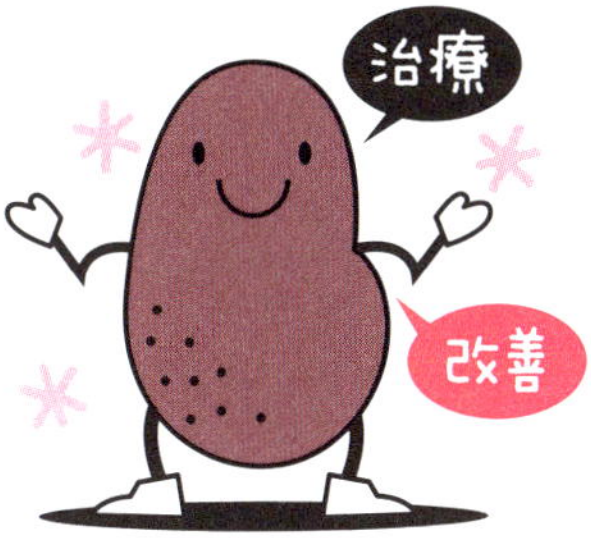

C O L U M N

こんな症状が出たら腎臓病かも？

腎臓病は自覚症状が顕著なタイプと、わかりにくいタイプがあります。わかりにくいタイプでも、ふだんから尿やむくみをチェックするくせをつけておくと、早期発見ができます。

①尿の色が少し変!!

健康な尿の色は淡黄色から淡黄褐色。体調によって色は変化しますが、極端な色が続くときは要注意です。とくに赤褐色でにごっている場合は、血尿であることが多く「急性腎炎」「特発性腎出血」「腎臓結石」などが疑われ、白濁している場合は「腎盂腎炎《じんうじんえん》」「膀胱炎《ぼうこうえん》」などの可能性があります。

②尿の臭いが少し変!!

健康的な尿はほとんど臭いませんが、鼻を突くような臭いがあれば膀胱などで細菌が繁殖している可能性があります。また甘酸っぱい臭いは糖尿病が疑われます。臭いではありませんが、尿が異常にあわ立つようなら、尿にたんぱく質が漏れ出た可能性があり、糸球体や尿細管の異常が疑われます。

③むくみが出てきた

腎臓病になると、脚や顔がむくみやすくなります。下肢がむくむと足の甲がはれて靴が履きにくくなります。靴下の跡がはっきりつくようになっても要注意。そのほか、朝起きたとき、鏡を見てまぶたの周囲などがはれている日が続いたら「むくみ」を疑いましょう。

④痛みや発熱がある

「痛み」や「発熱」もまれに腎臓病の自覚症状として現れることがあります。背中を叩くと起こる激痛、鈍い腰痛、腹痛、わき腹の痛みは要注意。急な発熱では急性腎盂腎炎が疑われます。

第2章

慢性腎臓病を進行させない日常生活

日常で気をつけたいこと

腎臓病の患者には病状によって活動制限がある

日常的な自己管理が病気の進行を食い止める

成人の慢性腎臓病は完治することが少なく、高齢になるとともに腎機能は低下していきます。病状が進行すると腎不全になり、やがて透析治療が必要となると、そこから病状が改善することはありません。

つまり、病気の進行を食い止め、できるだけ長く腎機能を保持することが治療の最大の目的です。

慢性腎臓病は、ほとんどの場合、通院での治療が可能です。それは、日常的な自己管理が重要であることを意味しています。食事、運動、薬による療法を自分できちんと行うことを肝に命じましょう。

日常生活のめやすとなる生活指導区分

生活習慣病から腎臓病に至った場合、一般的に、適度な運動療法が勧められます。しかし、病状によっては活動に制限があります。

日本腎臓学会では、病気の程度や種類によって、どの程度の日常生活が可能であるかをガイドラインとして作成しています。これをめやすとして、具体的なことを医師と相談しましょう。

ここが大事!!

●日常生活の指導区分

成人の慢性腎臓病の生活指導区分は、腎炎やネフローゼ症候群などの病気や症状による病期、尿たんぱくや血圧の数値によって5段階に設定されています。(左ページ参照)

この指導区分は、ずっと同じままではありません。病状が悪化したり、腎機能の低下がみられると、制限の程度が厳しくなることもあります。

また、指導区分に従って生活していても不調を感じるときは、無理をせず医師に相談し、生活を見直しましょう。

■病状によって日常生活に制限がある■

●成人の生活指導区分表

指導区分	通学・通勤	勤務内容	家事	学生生活	家庭・余暇活動
A：安静（入院・自宅）	不可	勤務不可（要休養）	家事不可	不可	不可
B：高度制限	30分程度（短時間）※できれば車	軽作業勤務 時間制限 残業、出張、夜勤不可（勤務内容による）	軽い家事（3時間程度） 買い物（30分程度）	教室の学習授業のみ 体育は制限 部活動は制限 ごく軽い運動は可	散歩 ラジオ体操程度 （3~4メッツ以下）
C：中等度制限	1時間程度	一般事務 一般手作業や機械操作では深夜、時間外勤務、出張は避ける	専業主婦 育児も可	通常の学生生活 軽い体育は可 文化的な部活動は可	早足散歩 自転車 （4~5メッツ以下）
D：軽度制限	2時間程度	肉体労働は制限 それ以外は普通勤務 残業、出張可	通常の家事 軽いパート勤務	通常の学生生活 一般の体育は可 体育系部活動は制限	軽いジョギング 卓球、テニス （5~6メッツ以下）
E：普通生活	制限なし	普通勤務 制限なし	通常の家事 パート勤務	通常の学生生活 制限なし	水泳、登山、スキー、エアロビクス

※メッツ:運動の強度を表す単位（40ページ参照）
日本腎臓病学会『日腎会誌（1998年版）／腎疾患患者の生活指導・食事指導に関するガイドライン』を基に作成

日常で気をつけたいこと

体重・血圧の記録を毎日つける

体重の変化で、病状や栄養状態を把握する

日常生活で必ず習慣にしたいのが、体重と血圧の測定です。

低たんぱくの食事療法を行っていると、炭水化物や脂質からのエネルギー摂取量が少なくなって痩せてしまうことがあります。一方、むくみが出ているときは、体内の水分量が増えて体重が増加します。

体重は、栄養状態や病状を把握するためのめやすとなります。毎日測定して記録し、**標準体重**に近づけるよう心がけましょう。

血圧測定は高血圧予防の第一歩

高血圧は腎臓病の進行を早めます。病状の悪化を防ぐためにも、**血圧の変化を見逃さない**ことが大切です。

血圧の測定は、起床時と就寝前に1日2回行いましょう。血圧は1日の変動が大きく、心身の状態にも左右されます。毎日同じ時刻に、リラックスした状態で測定しましょう。

家庭で測定できる自動血圧計にはさまざまなタイプがありますが、心臓に近い上腕で測定する血圧計のほうが数値の誤差が少ないようです。

ここが大事!!

●標準体重でリスク軽減

肥満になると、血圧が上昇し、尿たんぱく量も増加します。また、カロリーの過剰摂取により、血糖値や中性脂肪、コレステロール値を上昇させ、腎臓病を悪化させるリスクが増えます。こうしたリスクを軽減するために、標準体重を目標としましょう。標準体重とは、人間が最も健康的に生活できると統計的に認定された体重です。筋肉量や骨量によって誤差はありますが、自己管理のめやすとしましょう。

体重の変化は、栄養状態や病状を表している

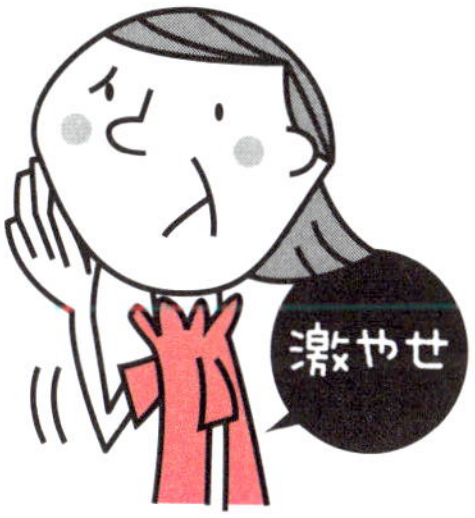

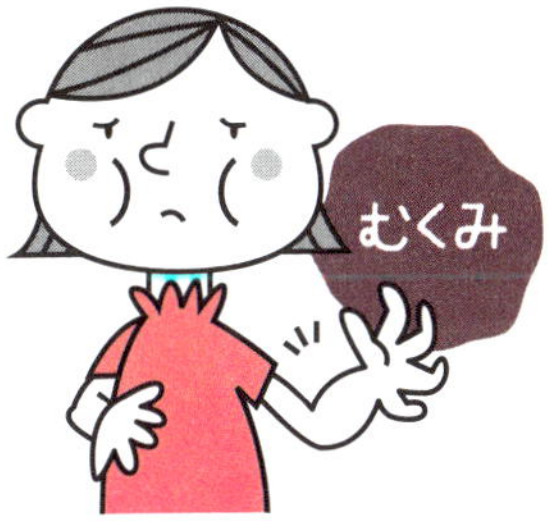

痩せてきたら…
↓
エネルギー量の摂取が少なすぎる

むくんできたら…
↓
体内の水分量が 増えている

標準体重を目標にしよう!!

標準体重＝ 身長（m） × 身長（m） × 22

※「22」は、肥満の程度を表す指標（BMI）の標準値

血圧を測定するときのポイント

起床時と就寝時に、
1日2回測定する

毎日同じ時刻に
リラックスした
状態で測定する

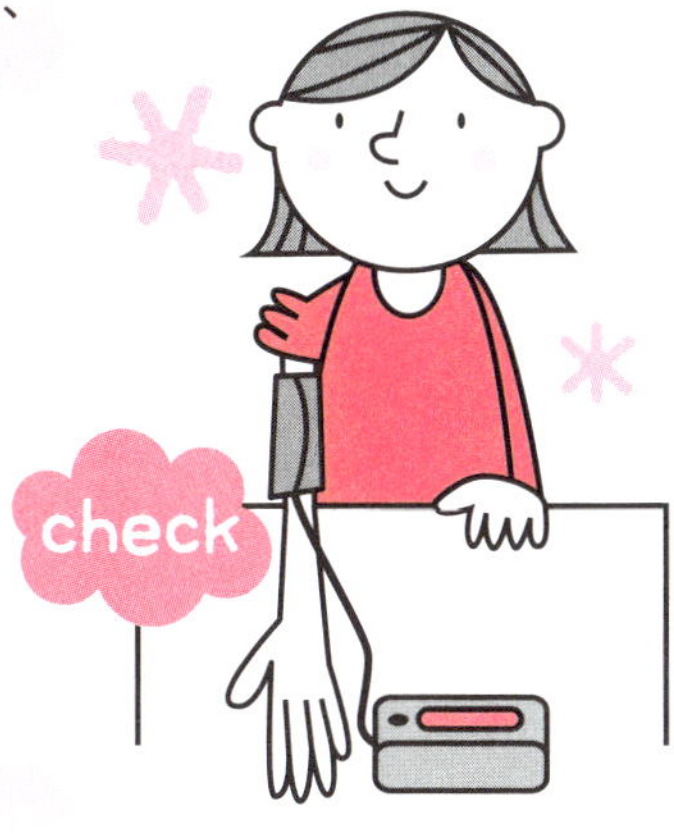

自動血圧計は
上腕で測る
タイプを選ぶ

高血圧の場合、
血圧によって降圧薬の
種類や量を決める

日常で気をつけたいこと

禁煙は絶対に守りたいこと

節煙ではなく禁煙が必須

喫煙は、慢性腎臓病患者さんの尿たんぱくを増加させ、腎機能障害の進行を促進することが、アメリカの研究機関の調査によって明らかになっています。

タバコに含まれるニコチンには、血管の収縮作用があります。血管が収縮すると血流が悪くなり、腎臓への血流も低下します。

また、血管が収縮することで高血圧を促進したり、コレステロールがたまりやすくなって動脈硬化の発症・悪化を招きます。特に高血圧症、糖尿病、脂質異常症の患者さんは、これらのリスクが高まるため、絶対に**禁煙**しなければなりません。

禁煙のストレスをためない工夫をする

しかし、禁煙によって起こるイライラなどのストレスは、血圧を高め、腎臓病に悪影響をおよぼします。

その場合は、市販のニコチンガムやニコチンパッチを使用したり、医師に禁煙治療薬を処方してもらいましょう。市販の禁煙グッズを使用する際は、使用方法などに注意が必要です。

ここが大事!!

●禁煙グッズ使用中は絶対禁煙

ニコチンガムやニコチンパッチの使用中は、絶対に煙草を吸ってはいけません。また、自分に必要な使用量を決めて、ニコチンガムなら3カ月、ニコチンパッチなら8週間をめやすに使用を中止するようにしましょう。

これら禁煙グッズは手軽に入手できますが、心臓病、脳血管障害、妊娠中の人は使用できない場合があります。まずは医療機関で医師に相談しましょう。

タバコの悪影響はこんなにある

慢性腎臓病患者の尿たんぱくを増加させ、腎機能障害を進行させる

高血圧を促進する

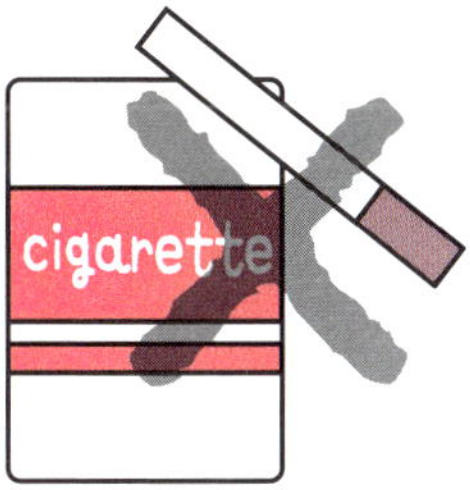

コレステロールがたまりやすくなり動脈硬化を引き起こす

糖尿病の場合、微量アルブミン尿が増加する

※「微量アルブミン尿」は、糖尿病性腎症の早期発見マーカー

吸いたい気持ちは、こうして抑える

①タバコに結びつく行動パターンをあらためる

・朝起きたらすぐに起き上がり歯をみがく
・食後はすぐにテーブルを離れる
・コーヒーやアルコールなど、タバコと一緒に口にしていたものを控える
・眠くなったら無理に起きていない

②吸いたくなる環境を遠ざける

・タバコやライターは処分する
・パチンコ店や居酒屋など、煙が充満しているところに行かない
・禁煙していることを周りの人に伝える

③ほかの行動で気持ちをまぎらわす

・歯をみがく
・体を動かす
・気分転換の方法をみつける

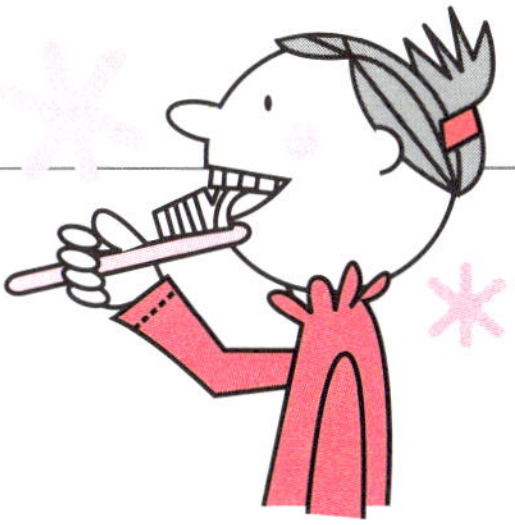

日常で気をつけたいこと

お酒は適量を守って楽しもう

お酒をじょうずに利用して療養生活を楽しむ

アルコールは低たんぱく高カロリーなので、低たんぱく食を行っている場合、補助的にエネルギーを補給することができます。また、食欲増進やリラックス効果もあるので、少量の食前酒で食事を楽しくしたり、気持ちを和らげるために摂取するなど、じょうずに利用すれば、療養生活のストレスを軽減してくれます。

ただし、肝臓病や消化器の病気など腎臓病以外の病気を併発している場合や、医師の許可が得られないときは、一切飲んではいけません。

アルコールも1日の摂取量に加算する

飲酒の際に大切なことは、適量でやめることです。ビールならコップ一杯程度（約200㎖）、日本酒なら1合弱にとどめましょう。つまみは、たんぱく質や塩分、カリウムが多量に含まれるものを避けましょう。

また、アルコールに含まれるたんぱく質やカロリーは、1日の摂取量に必ず加算してください。透析療法を受けている患者さんは、水分量としても換算する必要があります。

ここが大事!!

●酒量を守れないなら禁酒する

アルコールは摂取し過ぎると血圧が上がります。食欲が増進してつい食べ過ぎてしまい、たんぱく質や食塩を過剰に摂取してしまうこともあります。また、つまみには、たんぱく質や塩分、カリウムなどを多量に含むものも多く、こうしたつまみがさらに飲酒量を増やしてしまいます。腎臓病患者さんにとって、食事療法は重要な治療の1つです。適量を守る自信がないなら禁酒したほうがよいでしょう。

お酒を飲むときはここに気をつける

適量を守る

アルコールに含まれるたんぱく質やエネルギー量も1日の摂取量に加算する
透析治療を受けている場合は、水分量としても換算する

たんぱく質や塩分、カリウムが多量に含まれるつまみは避ける

適量が守れないなら禁酒する

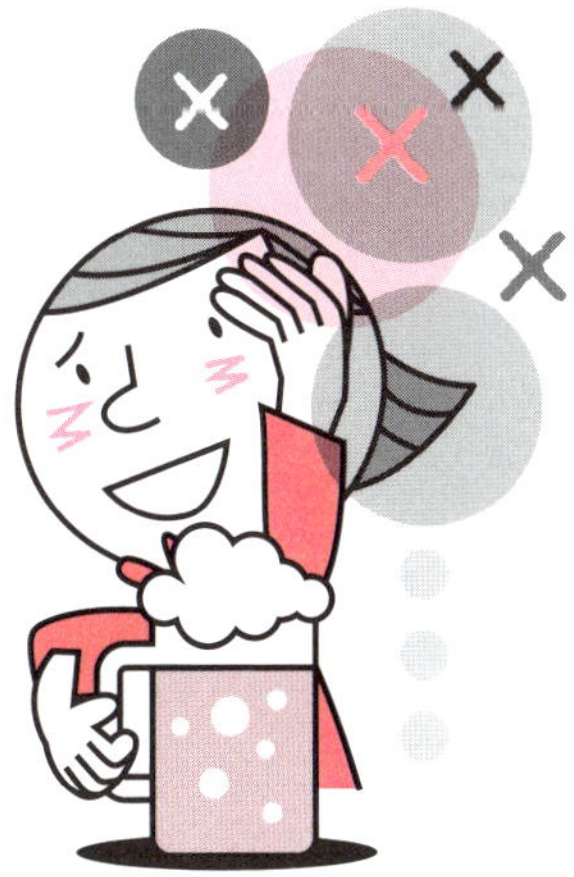

主なアルコールのエネルギーとたんぱく質含有量

種類	エネルギー（kcal）	たんぱく質（g）
ビール（350mℓ）	141	1.1
黒ビール（350mℓ）	163	1.4
発泡酒（350mℓ）	159	0.4
日本酒（吟醸酒180mℓ）	186	0.5
焼酎（200mℓ）	283	0
ウイスキー（30mℓ）	66	0
赤ワイン（100mℓ）	73	0.2
白ワイン（100mℓ）	73	0.1
紹興酒（30mℓ）	38	0.5
梅酒（45mℓ）	73	微量

※商品によって含有量は違う。この表の数字はめやす。

腎臓病患者のいちばんの敵は「過労」

過労は血圧を上昇させほかの病気も併発する

慢性腎臓病を進行させないためには、腎臓に負担をかけない生活を送ることが重要です。

とくに**過労**は注意が必要です。過労で心身にストレスがたまると、交感神経が刺激されて心拍数の増加や血管の収縮を起こし、血圧を上昇させます。血圧が上昇すると、腎機能が低下し、病状を悪化させることになります。また、このとき分泌されるホルモンによってコレステロールの濃度が高まり、動脈硬化を発症しやすくなります。

少しでも疲れを感じたら体を休める

腎機能が低下すると、全身の倦怠感が増加します。また、たんぱく質制限や運動制限が続くことで、運動能力も徐々に落ちていきます。

慢性腎臓病の場合、明らかな症状がないため無理をしがちですが、生活指導区分に従って活動していても、少し疲れを感じたら短時間でもよいので横になりましょう。

不規則な生活も体に負担をかけます。毎日同じリズムで、無理をしない程度に活動することが大切です。

ここが大事!!

●ストレス解消もやりすぎない

精神的なストレスも、腎臓病悪化の原因となります。そのため、スポーツが好きな人なら、ゴルフやテニスなどをすればよいと考える人もいるでしょう。ただし、気分転換になっても肉体的なストレスが大きくならないよう注意しましょう。肉体への負担は、腎臓にとっても大きな負担となります。夢中になってやりすぎることがないよう、生活指導区分の範囲で、体調を見極めながら楽しみましょう。

過労は腎臓病を悪化させる

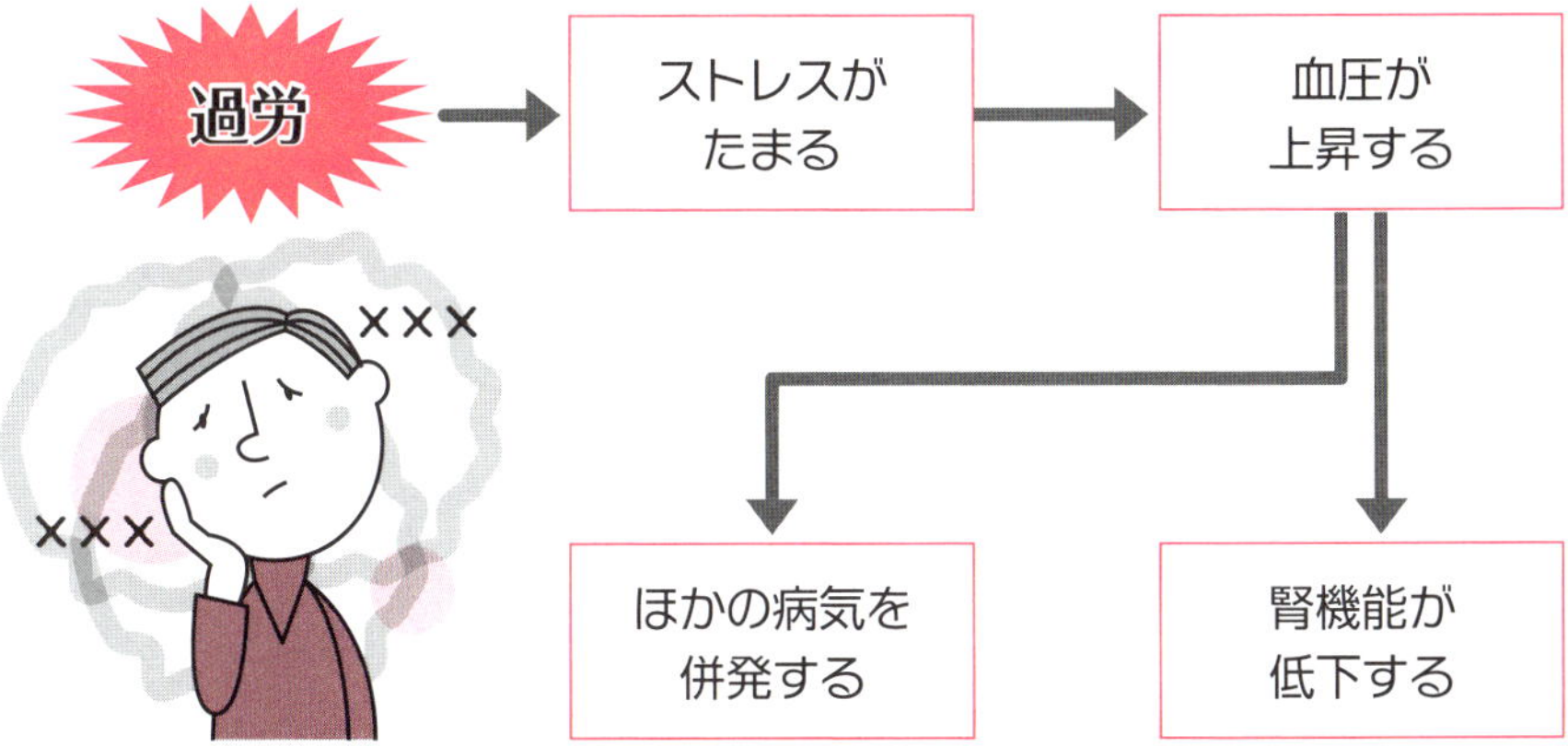

腎臓に負担をかけない生活を心がけよう

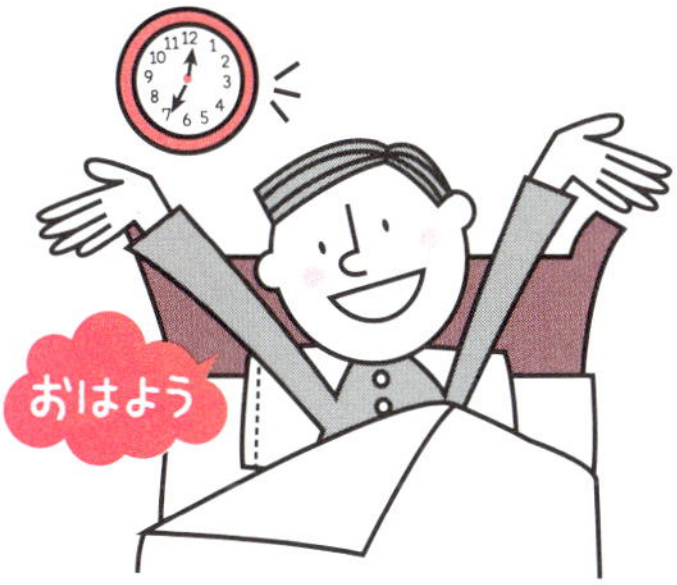
おはよう

規則正しい生活

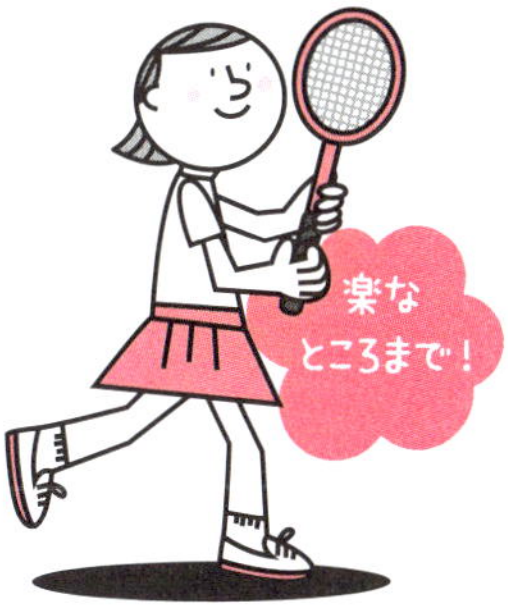
楽なところまで！

体調に敏感になる

今日は、ここまで！
PC

無理をしない

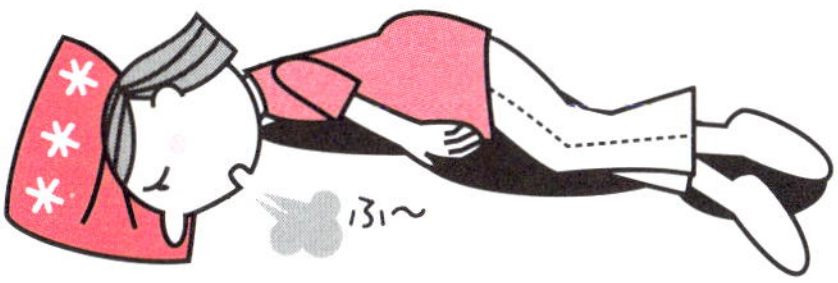
ふ～

疲れたら横になる

日常で気をつけたいこと

十分に睡眠をとって体を休めよう

睡眠不足は血圧を上げる

腎臓に負担をかけないためには、十分な睡眠が欠かせません。

睡眠には自律神経のバランスを整える働きがあり、眠りの深いノンレム睡眠の状態になると、副交感神経が優位になって血圧がしだいに下がります。

睡眠不足や眠りが浅い状態では交感神経が活発になり、血圧が下がりません。

中高年の場合、睡眠時間が5時間の人は、6時間の人より血圧が高くなる確率が40％も高いという調査結果も出ています。

代謝の促進と免疫力の回復も、良質な睡眠から

また、睡眠中に分泌される成長ホルモンには、糖やたんぱく質、脂質の代謝を促進する働きがあり、ノンレム睡眠時に大量に分泌されます。良質な睡眠がとれないと、高血糖や脂質異常を引き起こすこともあります。

さらに、副交感神経が優位になってリラックスすると、免疫細胞が活発に働きます。治療中は、免疫力が低下するので、それを補うためにも十分に睡眠をとりましょう。

ここが大事!!

●規則正しい生活が不眠を防ぐ

良質な睡眠を得るためには、規則正しい生活が大切です。早寝早起き、適度な運動、決まった時間の食事、ぬるめのお湯での入浴など、一定の生活のリズムを守ることで、深い眠りにつくことができます。足が冷えて眠れない人は、ゆるめのソックスをはいて寝ると体が温まり、寝つきがよくなります。また、就寝前のテレビやパソコンは避けましょう。画面から発する光が神経を刺激して入眠を妨げます。

睡眠には体を守る大事な働きがある

①自律神経のバランスを整える

➡ ノンレム睡眠時に副交感神経が優位になり、血圧が下がる

②成長ホルモンを分泌する

➡ 糖・たんぱく質・脂質の代謝を促進する

③免疫力を高める

➡ 副交感神経が優位になってリラックスすると、免疫細胞が活発になる

良質な睡眠を得るために工夫しよう

規則正しい生活

・早寝早起き
・適度な運動
・決まった時間に食事する
・ぬるめのお湯に入浴する

就寝前の習慣

・テレビやパソコンは見ない
・アロマでリラックスする

睡眠時の環境を整える

・軽い掛け布団を使用する
・吸湿性が高く、体をしめつけない寝巻きを着る
・足首をしめつけないソックスをはく
・光や物音を遮断する

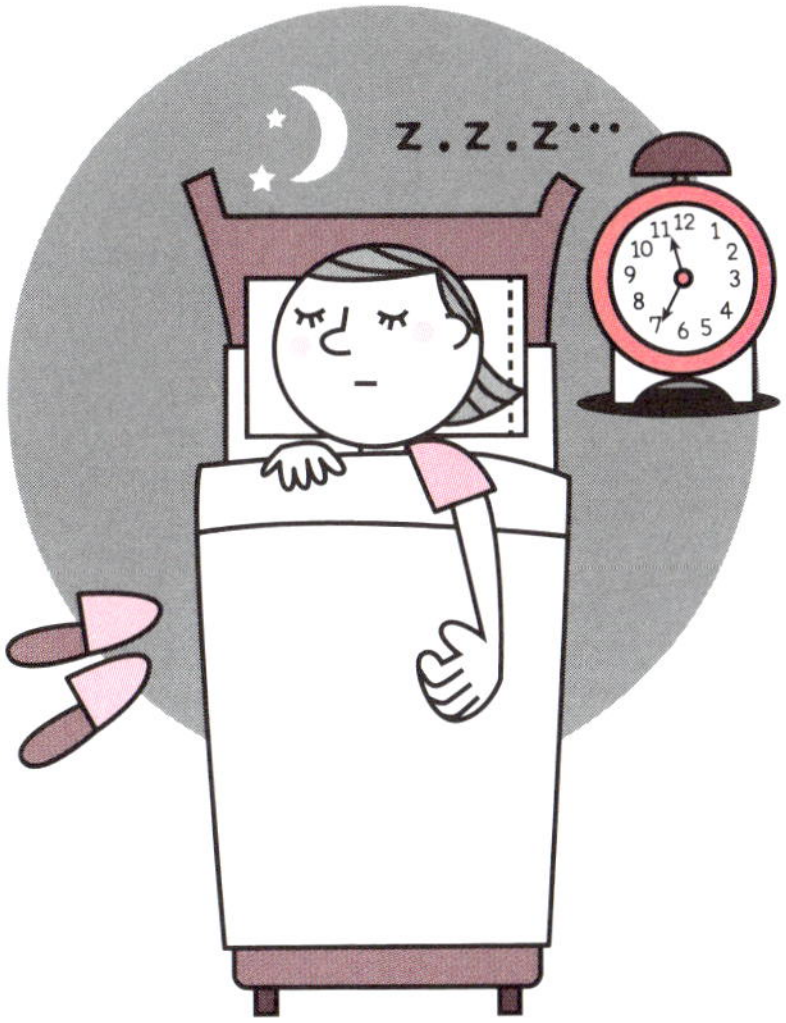

日常で気をつけたいこと

適度な運動で生活にリズムをつける

安静は、予後を悪化させることがある

腎臓に負担をかけまいといつまでも安静にしていると、予後が改善されず、かえって悪化させてしまうこともあります。

適度な運動には、減量効果のほか、糖尿病の新規発症や高血圧の抑制効果があります。また、低たんぱくの食事療法や活動の制限などによって筋肉が落ち、身体機能が低下するのを防ぐ役割もあります。

治療に向き合える体力を維持し、QOL（生活の質）を改善していくためにも、運動する習慣をつけましょう。

「とっても楽」と感じる程度が、適度な運動

運動の強度は生活指導区分をめやすにしましょう。

運動強度は、安静時の何倍の酸素消費量になるかを示す「メッツ」という指標で表されます。

ただし、これらの運動を40％くらいの強度で行うことが大切です。1回20分間でやめ、続ける場合は15分間以上の休憩をはさみます。少しものたりないと感じるくらいがちょうどよい運動量です。

ここが大事!!

●運動は自分のペースで行う

運動を始めるときは、いきなり強い運動を行わずに、体操やウォーキングなど軽いものから徐々に体を慣らしていきましょう。他人と競ったり、チームプレーなど、自分のペースが保てない運動は避け、こまめに休憩をとりましょう。

また、真夏の暑い時間帯は脱水症状を起こしやすいので、気温が下がってから運動しましょう。気温が低い時期は、体を冷やさないよう、屋外での運動は避けたほうがよいでしょう。

運動のめやすはメッツ表を参考にしよう

6メッツ

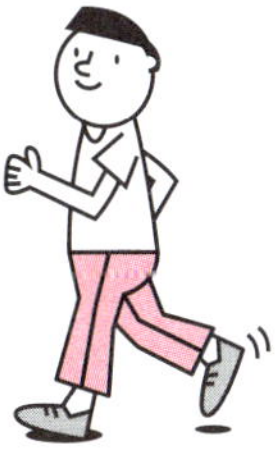

ジョギング
水泳
バレーボール

1メッツ

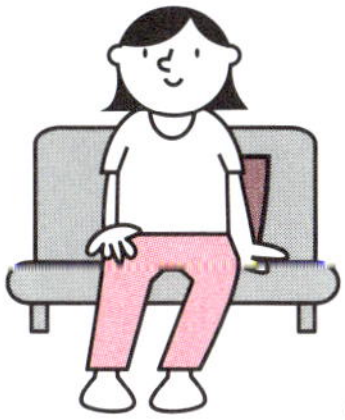

安静

7メッツ

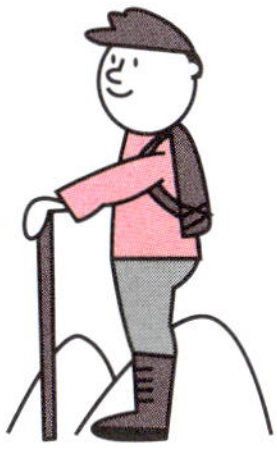

登山
階段を連続して昇る
サッカー
バスケットボール

2メッツ

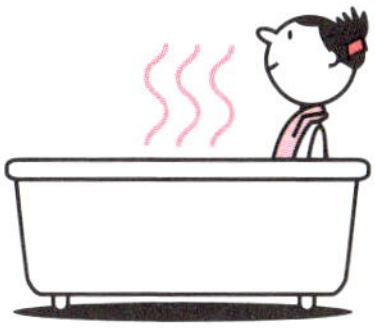

入浴
洗濯　調理
ぶらぶら歩き
ボウリング
ヨガ
ストレッチ

8メッツ

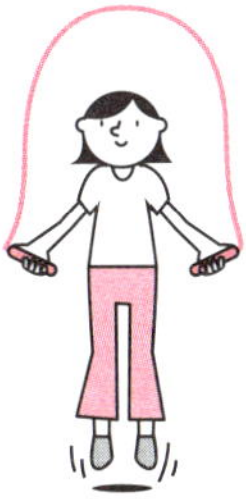

ランニング
（150m/分）
ハンドボール
競泳　なわ跳び
エアロビクス（激しい）

3メッツ

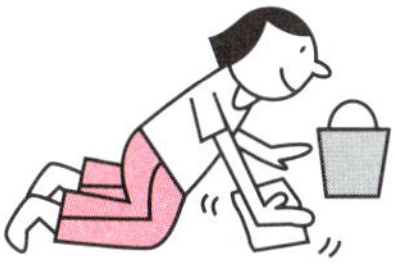

掃除
ふつう歩き
ゲートボール
グラウンドゴルフ

9メッツ

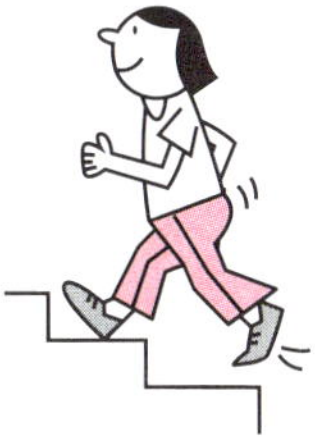

ランニング
（170m/分）
階段を早く昇る
サイクリング
（20km/時間）

4メッツ

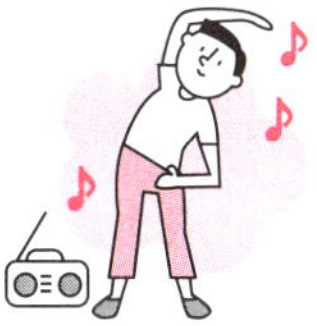

庭仕事
少し早く歩く
日本舞踊
ラジオ体操
水泳（ゆっくり）
水中ウォーキング

10メッツ

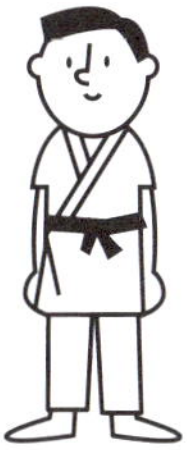

ランニング
（200m/分）
マラソン　柔道
相撲　ボクシング

5メッツ

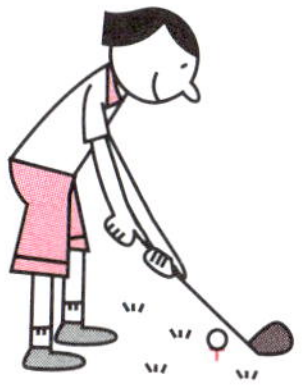

農作業　早歩き
卓球　ダンス
ゴルフ　スケート

日本腎臓病学会『日腎会誌（1998年版）／腎疾患患者の生活指導・食事指導に関するガイドライン』を基に作成

日常で気をつけたいこと

かぜなどの感染症は大敵

かぜによる腎機能の悪化に注意

低たんぱくの食事療法でエネルギー不足になったり、不規則な生活で体力が落ちると、かぜなどの**感染症**にかかりやすくなります。

特に、慢性糸球体腎炎やネフローゼ症候群などで、ステロイド薬や免疫抑制薬を服用している場合は、**免疫力が低下**しているので注意しましょう。透析導入前の保存期の患者さんが、かぜをきっかけに腎機能を悪化させ、透析導入を早めてしまうケースも少なくありません。

うがい、手洗い、マスク着用は必須

かぜが流行する季節は、うがい・手洗いを忘れず、外出する際はマスクを着用して予防に努めましょう。できるだけ人ごみに出ないことも大切です。

室内では加湿器を使用して乾燥を防ぎ、体調が悪いときは無理をしないで休みましょう。

また、かぜ気味だからといって市販薬を服用すると腎障害を悪化させることがあるので、必ず医師に相談してください。インフルエンザの流行前にワクチンを接種することも有効です。

ここが大事!!

●ワクチン接種で重症化を防ぐ

インフルエンザのワクチン接種は肺炎の予防にもなります。発熱や重篤な急性疾患を患っていたり、過去にアナフイラキシー症状を起こしたことなどがなければ、定期接種を受けたほうがよいでしょう。

65歳以上の人と、60歳以上65歳未満で心臓や腎臓、呼吸器などに重い病気のある人は、予防接種の費用が一部公費負担になります。詳しくは各自治体に問合せてください。

■かぜやインフルエンザはこうして防ぐ■

睡眠や休養を十分とる

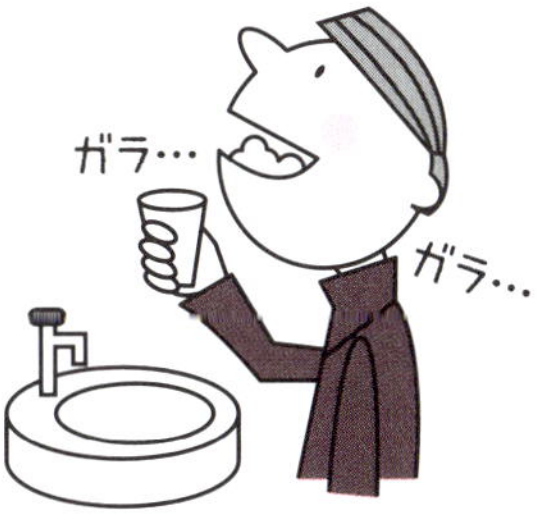

外出から戻ったら
うがい・手洗いをする

人ごみを極力避ける

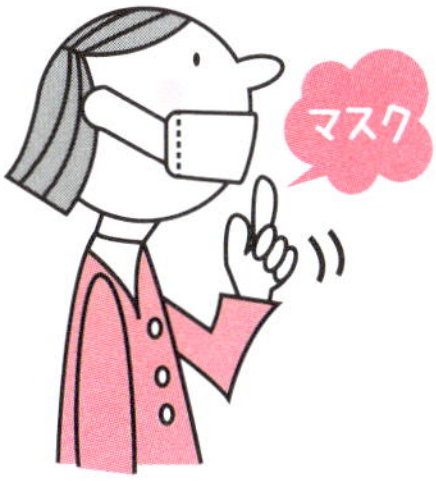

外出するときは
マスクを着用する

インフルエンザの
流行前に、ワクチンを
接種する

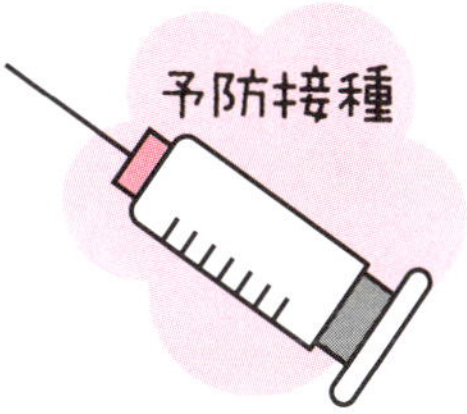

加湿器などで
室内の乾燥を防ぐ

かぜかなと思ったら…

①腎臓病のかかりつけ医の診察を受ける

②市販薬は服用しない

市販のかぜ薬、解熱鎮痛剤、胃腸薬などには、腎機能を低下させたり、副作用を起こす成分が含まれていることがあります。

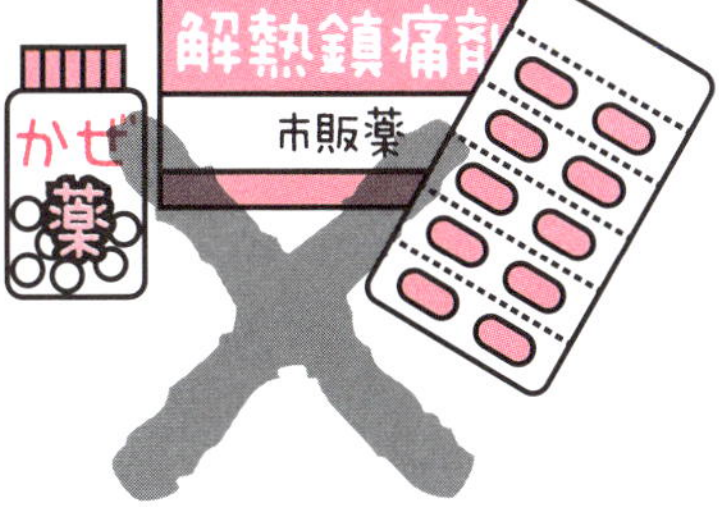

日常で気をつけたいこと

職場で気をつけたいこと・守りたいこと

早朝・夜間の労働は腎臓に大きな負担となる

慢性腎臓病の患者さんが仕事をするうえで大切なことは、病状を悪化させない働き方です。**生活指導区分**（29ページ参照）に従って、仕事の内容や勤務時間を調整しましょう。ただし、病状や腎機能の程度には個人差があるため、医師とよく話し合って個別の労働状況を決めていきましょう。

糸球体《しきゅうたい》でろ過された**血漿量**《けっしょうりょう》を示す**糸球体ろ過値**（GFR）は、通常、早朝は低く、午前中に増加して正午ころに最も高くなります。そして、夕方にかけて低下して、夜間にもっとも低くなります。つまり、腎臓の働きがにぶくなる早朝や夜間の労働は、腎臓に大きな負担を強いることになります。

自分のペースを守って体調管理に努める

仕事中は体を冷やさないように防寒対策をし、**感染症予防**にも努めましょう。食事療法を行っている場合は、規則正しい時間に食事をするよう留意します。

昼休みや休憩時間は、できるだけ横になって体を休め、休日に十分休養をとれば腎臓への負担も軽減できます。

ここが大事!!

●病状の維持を優先する

慢性腎臓病のほとんどは、仕事や家事などの日常生活を送りながらの治療が可能です。ただし、無理のない活動で病状が悪化しないこと、仕事によって治療に支障をきたさないことなどの条件があります。

自分のペースを守りながら仕事をするには職場の理解が必要です。

診断が下されたら、まず上司に相談し、場合によっては配置転換や転職も考慮しましょう。

■仕事で病状を悪化させないために■

仕事の内容や働き方を上司と相談する

◆外回りや出張が多い場合は内勤に
◆残業、早朝・深夜の作業は避ける
◆休憩がとれないほど忙しいときは、作業を減らす
◆食事療法を行っている場合は、決まった時間に食事をとる
◆定期検査や通院のための時間を確保する
◆責任の重い立場は、ほかの人に代わってもらう

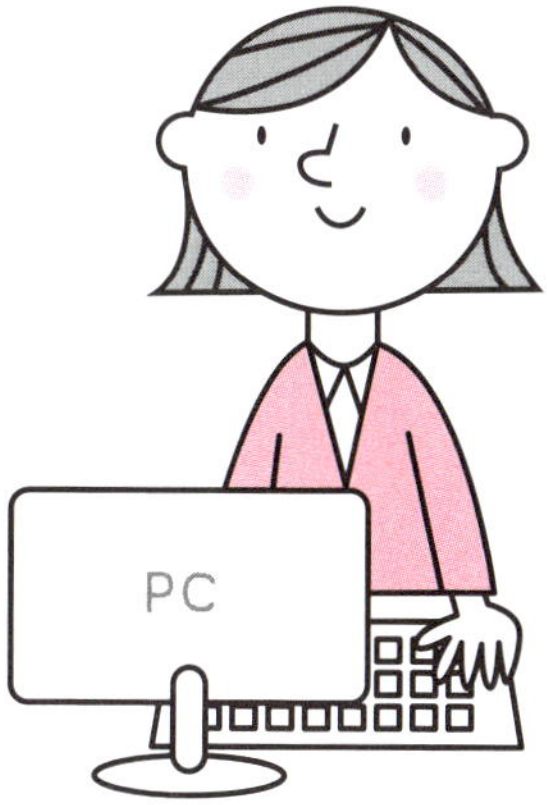

体調管理の工夫をする

◆体が冷えないように、上着やひざかけを使用する
◆こまめにうがい・手洗いをする
◆社内でもマスクを着用する
◆加湿器を近くにおき、乾燥を防ぐ
◆昼休みや休憩時間は、できるだけ横になる
◆疲れたと感じたら休憩する
◆休日は十分に休養する
◆手軽にできるストレス解消法をみつけ、こまめに解消する

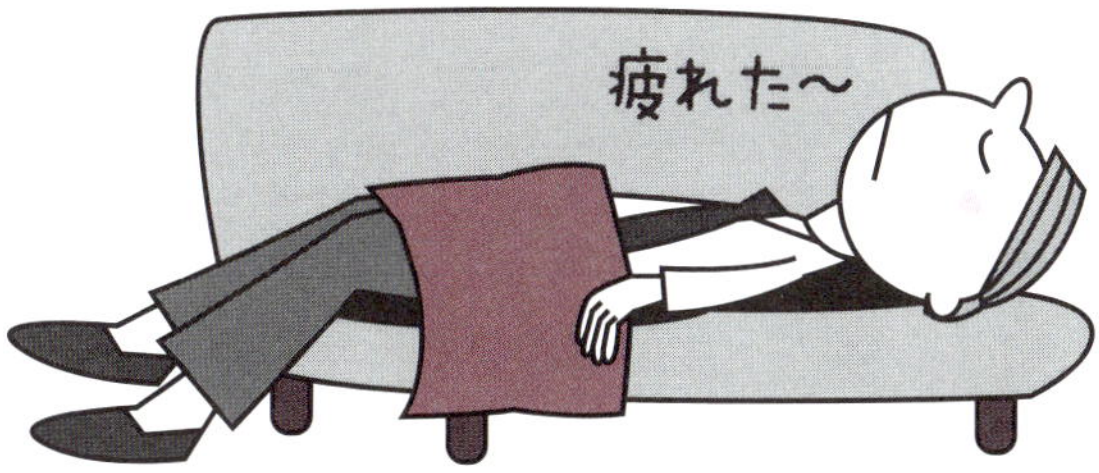

日常で気をつけたいこと

寒さや暑さへの配慮が腎臓を守る

寒冷刺激による血管収縮が腎機能を低下させる

人の体は、**寒冷刺激**を受けると、体温の低下を防ぐために**血管が収縮**します。血管が収縮して血管を流れる血流量が少なくなると、腎臓に流れ込む血液も少なくなります。こうして腎臓が**虚血状態**に陥ることで、腎機能が低下します。

また、血管収縮によって血圧が上昇します。高血圧になると、腎臓の糸球体内部の圧力も上昇するため、これも病状悪化につながります。

体が冷えるとウイルスにも感染しやすくなるため、**防寒対策**は万全に行いましょう。

冷房のきいた室内では脱水症状に注意する

暑い夏も、体を冷やさない工夫が必要です。エアコンをつけた室内や電車内などでは、吹き出し口の 近くを避け、直接風があたらないようにしましょう。

また、汗をかかなくても水分が失われていることがあります。のどの渇きを感じる前に、こまめに**水分補給**しましょう。ただし、水分制限がある場合は医師の指示に従ってください。

ここが大事!!

●高血圧の人は血圧上昇に注意

高血圧の人が急激な血圧上昇をおこすと、動脈硬化の進行により、脳や心臓の血管が詰まり、脳梗塞や心筋梗塞を引き起こすことがあります。これは、寒冷刺激を受けたときだけでなく、寒暖の差によっても起こります。暖かい室内から寒い屋外に出たときや、浴室の脱衣所、トイレに入るときなど、急激な気温差で血圧が上昇します。脱衣所や浴室、トイレは、温度差が小さくなるよう環境を整えましょう。

■寒冷刺激は腎機能を低下させる■

寒冷刺激 → 血管収縮 → 腎臓が虚血状態に → 腎機能の低下

血管収縮 → 血圧が上昇し、糸球体内部の圧力も上昇 → 腎機能の低下

体が冷え続けると…
ウイルスに感染しやすくなる → 腎機能の低下

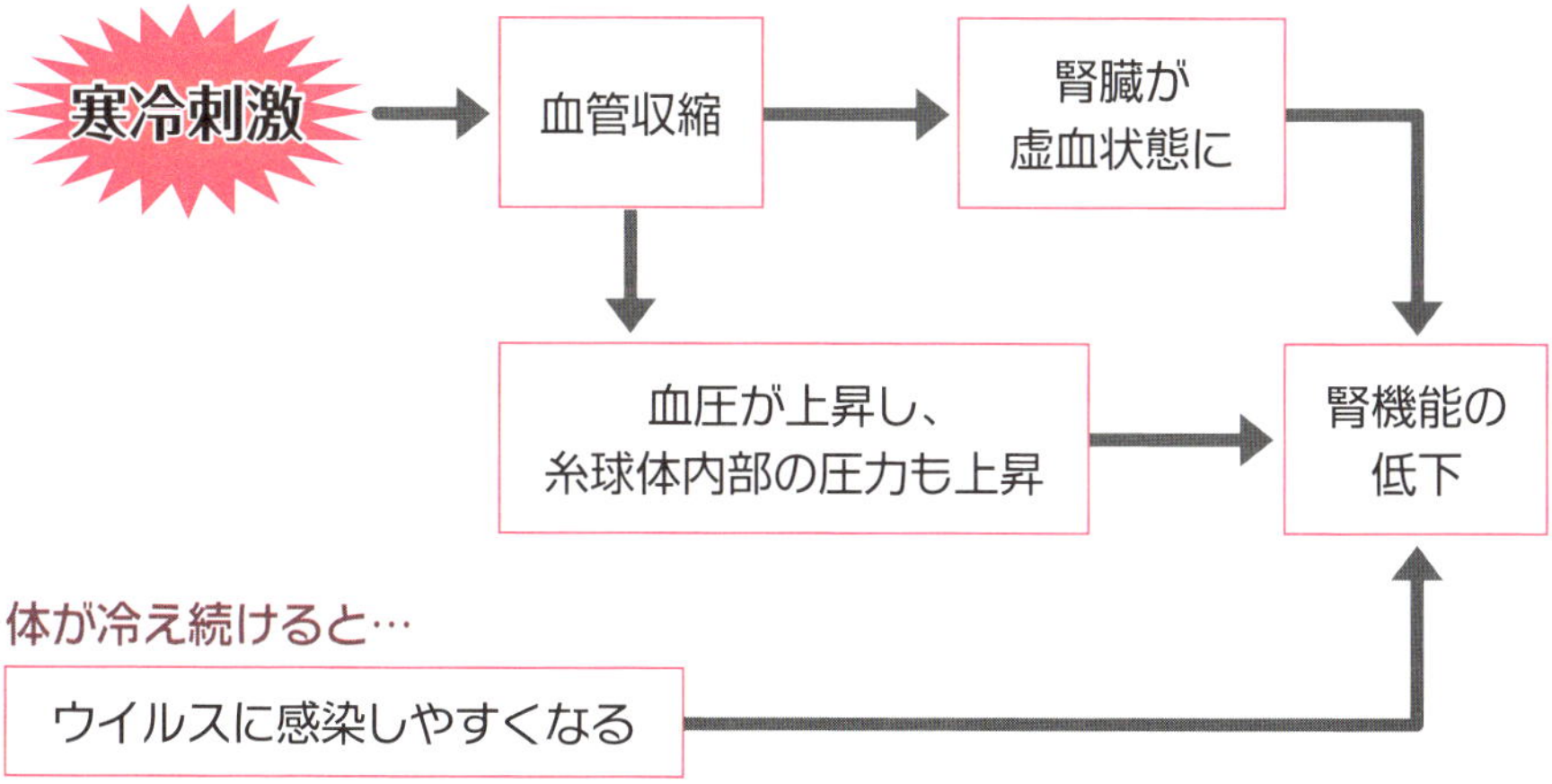

■エアコンを使用するときはここに注意■

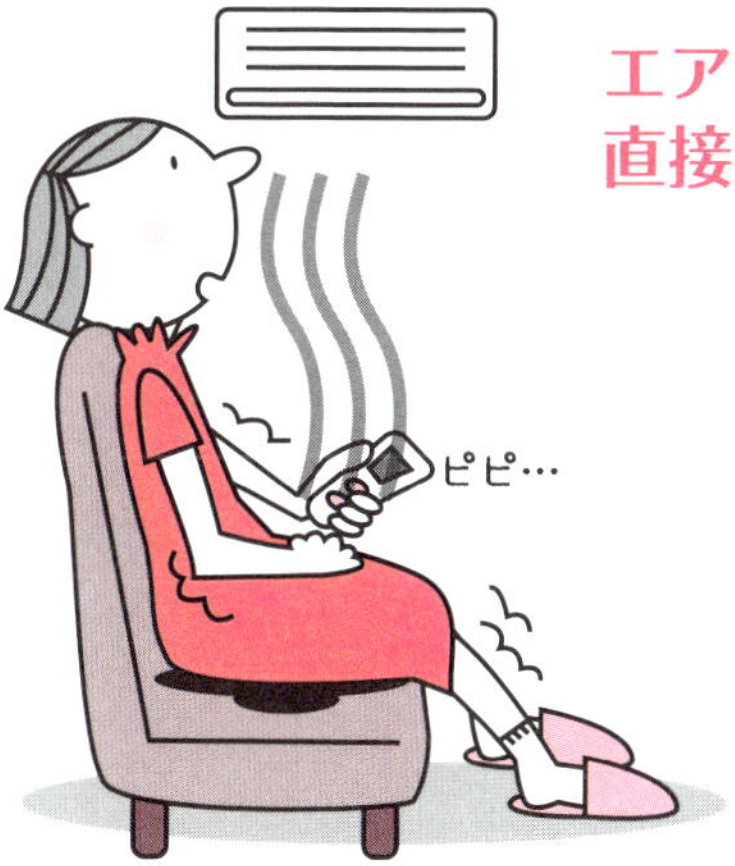
ピピ…

エアコンの風が直接あたるのを避ける

こまめに水分補給をする

スポーツドリンクには、カリウムやナトリウムが含まれているので注意!!

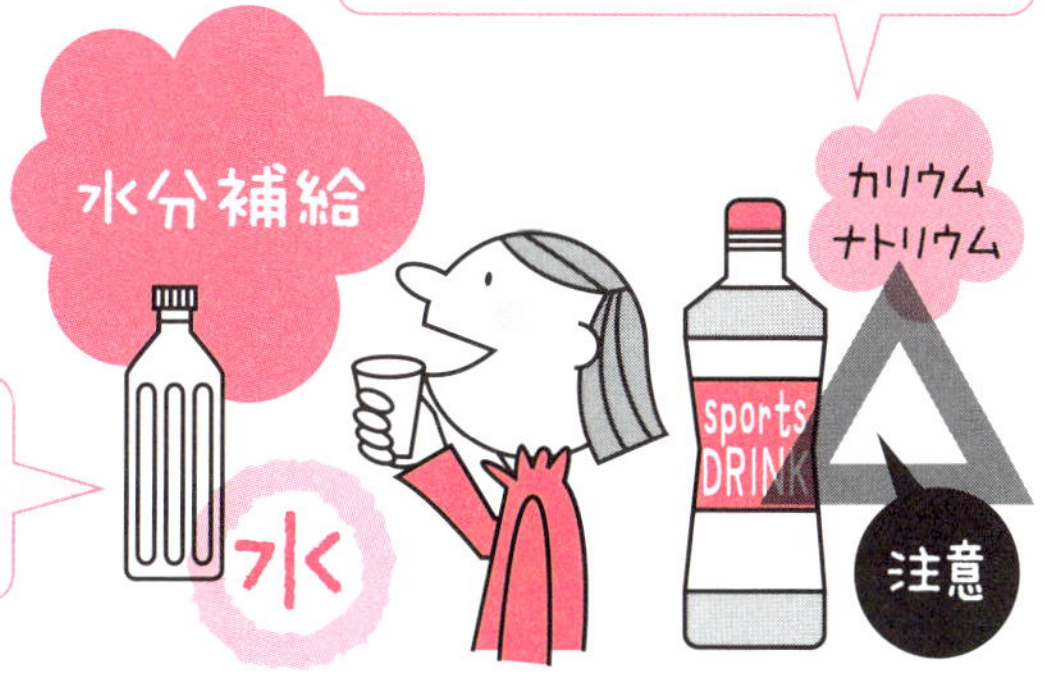
水分補給
水
カリウム
ナトリウム
Sports DRINK
注意

水分制限のある人は医師の指示に従って!!

日常で気をつけたいこと

入浴はよいが、気をつけたいことがある

入浴は腎臓への血流量を増やし、尿量を増加させる

入浴には**リラックス効果**や**疲労回復効果**があります。血行が促進されることで、新陳代謝を促し、筋肉がほぐれ、関節の動きもよくなります。

お湯の浮力や温かさは腎臓への血流量を増加し、尿量を増やすので、腎臓病の患者さんにとってもよい効果が得られます。

しかし、入浴のしかたによっては血圧が急激に上昇するため、お湯の温度、入浴時間、浴槽につかっている時間、湯冷めなどに注意が必要です。

血圧の急上昇を抑える入浴のしかた

血圧の変動を抑えるために、脱衣所や浴室は暖めておきましょう。

湯温は37～41度に設定します。42度以上のお湯は交感神経を刺激して血圧が急上昇します。

浴槽につかっている時間は3～5分にとどめ、2～3回に分けて入りましょう。長湯は、水圧が心臓を圧迫して血圧を上昇させます。

また、むくみがひどいときや、血圧がいつもより高いときは、入浴を控えましょう。

ここが大事!!

●**心臓の負担を軽減する半身浴**

全身を温めようと肩までお湯につかると、水圧で心臓が圧迫されます。心臓への負担を軽減するには半身浴が適しています。少しぬるめのお湯で、心臓の位置より下だけお湯につかります。外気に触れる肩や胸が冷えると逆効果なので、寒さを感じるようなら肩にタオルをかけましょう。上半身が濡れたら、タオルで拭いて熱を放出しないことが大切です。また、入浴前にコップ一杯の水を飲みましょう。

■入浴で血圧を上げないためにはここに注意■

脱衣所や浴室は暖めておく

・暖房器具の設置
・浴槽のふたをはずし、湯気で浴室を暖める

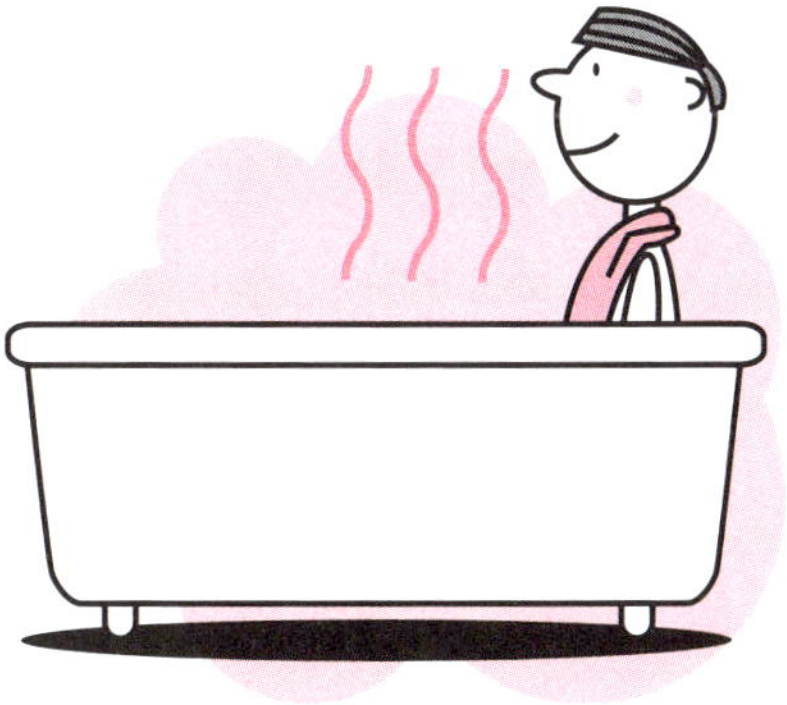

お湯の温度を37～41度に設定する

・42度以上のお湯は血圧を急上昇させる

浴槽につかる時間は3～5分

・2～3回に分けて入る
・長湯は血圧を上昇させる
・入浴時間は15～20分をめやすにする

湯冷めに注意する

・腎臓への血流が悪くなる
・体が冷えると血圧が上昇する
・夏でも、エアコンや扇風機の風に直接あたらない

■こんなときは入浴を控える■

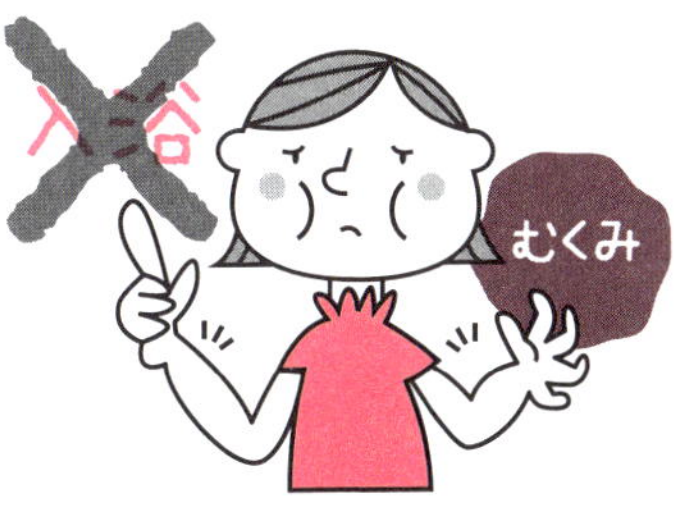

むくみがひどい

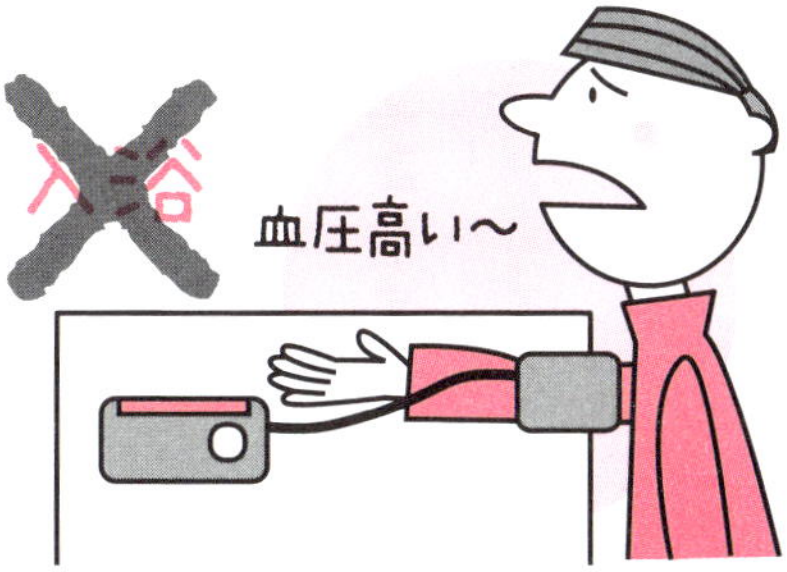

いつもより血圧が高い

日常で気をつけたいこと

妊娠・出産について知っておきたいこと

妊娠すると母体の腎臓には1・5倍の負担がかかる

妊娠すると、母体は胎児の分の老廃物も排泄することになります。妊娠による**体重増加**は約10kg程度になるといわれていますが、この半分以上が水分です。これにより、**腎臓への血流量**、**クレアチニンクリアランス**はともに約1・5倍に増加し、その分腎臓への負担が増えることになります。

腎臓病でも、尿たんぱくの程度が軽く、高血圧や腎機能の低下がなければおおむね安全な妊娠・出産が可能です。

肥満していると妊娠中に高血圧になりやすい

肥満の人は、妊娠中に**妊娠高血圧症候群**を発症しやすくなるため、減量が必要です。高血圧が悪化した場合は、比較的安全性の高い降圧薬で血圧をコントロールしますが、経過がよくないときは中絶も考慮に入れることもあります。

通常、妊娠時は高たんぱく食が推奨されますが、これらの症状が現れたら、たんぱく質は体重1kgあたり1日0・6～0・7gに、食塩は体重に関わらず1日7g程度に制限します。

ここが大事!!

●妊娠高血圧症候群とは

妊娠20週以降に、高血圧（収縮期140㎜Hg以上または拡張期90㎜Hg以上）や尿たんぱくなどの症状が現れることがあります。これが、妊娠高血圧症候群です。

かつて妊娠中毒症と呼ばれていたこの症状は、約1割程度の妊婦さんにみられますが、腎臓病の人は発症しやすく、重症になると母子ともに危険がおよびます。

妊娠初期からこれらの症状があらわれた場合は、病状の経過に注意しましょう。

■安全な妊娠・出産が可能な判断基準■

急性腎炎症候群	尿たんぱくが陰性になって1年経過
慢性腎炎症候群	クレアチニンクリアランスの数値が70～90㎖/分以上
ネフローゼ症候群	・完全寛解《かんぜんかんかい》で治療を打ち切って6カ月再発がない ・不完全寛解I型（尿たんぱく1g/日）の場合、クレアチニンクリアランス 71㎖/分以上で、治療打ち切り6カ月を経て病状が安定している
糖尿病性腎症	第1期（腎症前期）、第2期（早期腎症期）
ループス腎炎	病状が安定してステロイド薬の量がプレドニン10mg/日以下で、腎機能が正常または軽度低下の病期

※完全寛解とは、症状が落ち着いた状態のこと

■妊娠高血圧症候群の症状が現れたら…■

食事療法
・たんぱく質
　体重1kgあたり0.6～0.7ｇ/日
・塩分　7ｇ程度/日

安静にする
（家庭での安静が難しい場合は入院）

鎮静剤や降圧薬が処方されることもある

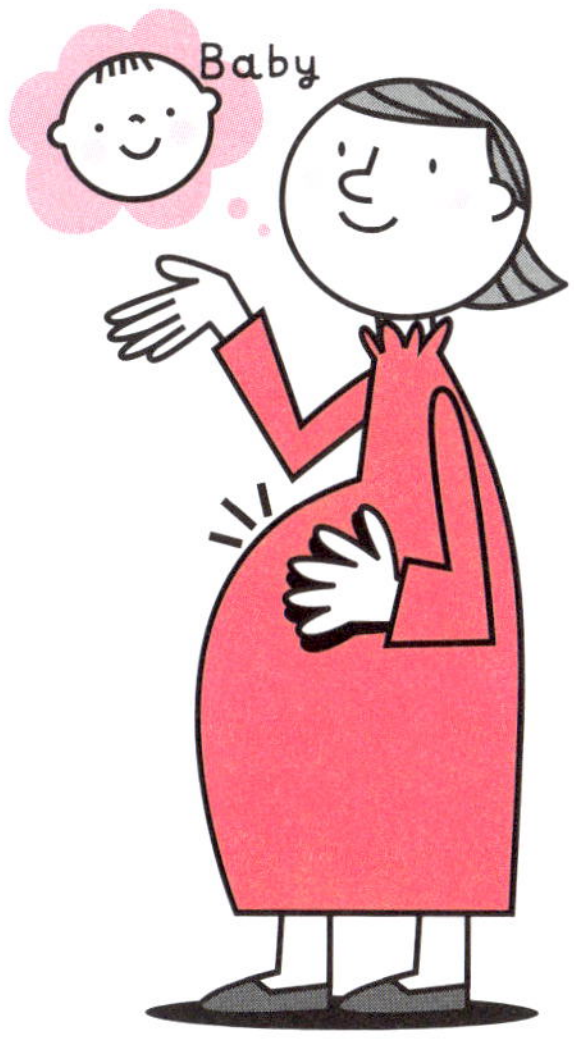

日常で気をつけたいこと

性生活で制限はあるのか？

中程度の生活指導区分なら性行為は問題ない

通常の性行為は、早歩きと同じくらいの運動量と考えられています。生活指導区分で中程度以上の活動が可能であれば、腎臓病の患者さんでも問題ありません。

パートナーとのリラックスした中での性行為は、良好な関係を続けるためにも、あえて遠ざける必要はありません。ただし、性行為中は血圧、心拍数ともに上昇するため、血圧が高いときや疲労がたまっているときは避けましょう。寒冷刺激を受けそうな寒い日は、部屋を暖めておくとよいでしょう。

なお、重い心臓病や脳血管障害を併発している場合は行為自体禁止です。

高血圧の人は心臓への負荷に注意

高血圧の人が飲酒後に性行為を行うと、脳梗塞や心筋梗塞を引き起こすことがあります。また、パートナー以外の人との過剰な興奮を伴う性行為によっても発作が起きることがあります。

腎臓病患者さんのなかには高血圧の人が少なくありません。性行為以外で心臓に二重の負荷をかけるのは危険です。

ここが大事!!

●病気の影響でEDになったら

男性の患者さんのなかには、糖尿病性腎症や、降圧薬の副作用、透析の影響などにより、まれに勃起不全（ED）になることがあります。

そんなときは医師に相談して、EDの治療薬を処方してもらいましょう。ただし、降圧薬を服用している人は使用できません。また、通信販売などで入手したものを服用すると、副作用が現れたり命にかかわる場合もありますので、絶対にやめましょう。

性行為中は、血圧、心拍数が上がる

	収縮期血圧	拡張期血圧	心拍数（分）
安静時	112mmHg	68mmHg	66回
性行為時	162mmHg	80mmHg	120回

運動量は早歩きと同じくらい（5メッツ程度）
生活指導区分が中程度以上なら問題ない

無理のない性行為を行うことが大切

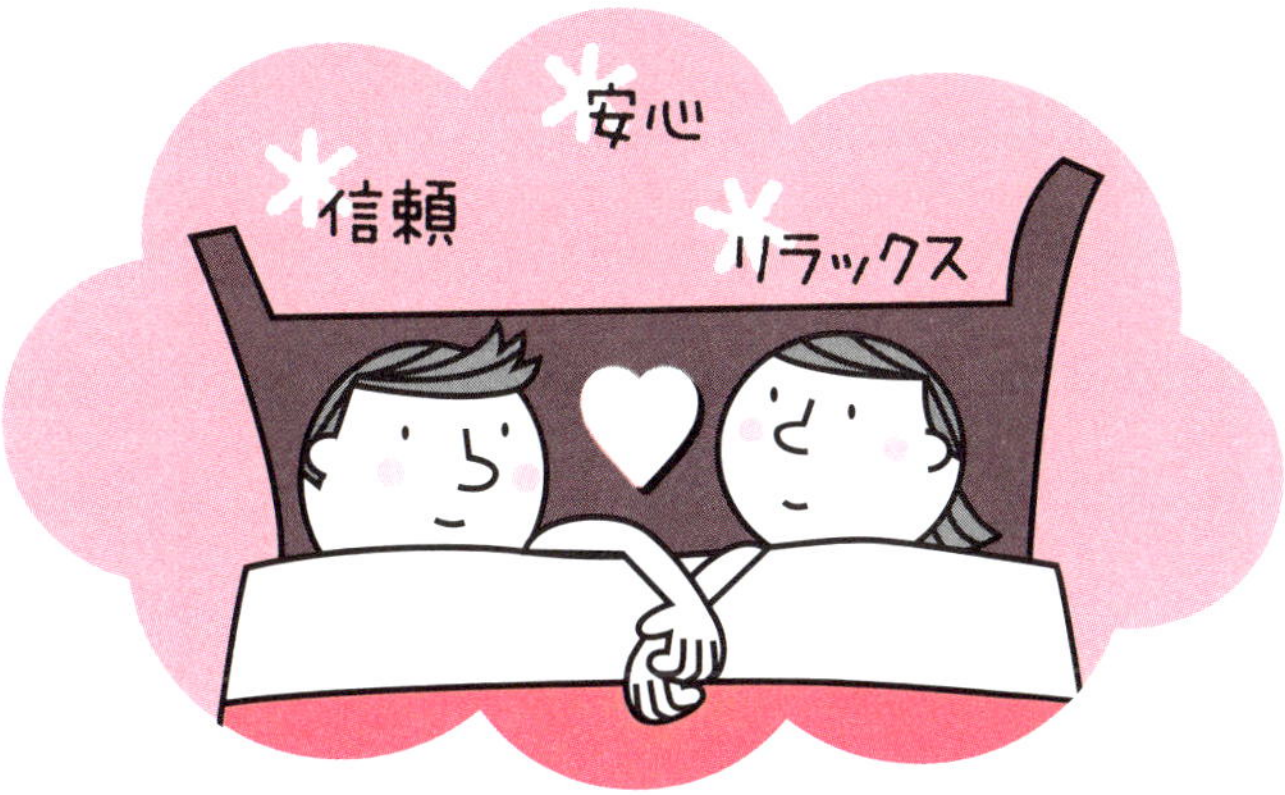

血圧が高いときや
疲労がたまっている
ときは避ける

寒い日は部屋を暖めて
寒冷刺激による
血圧上昇を防ぐ

高血圧の人は、
心臓に二重の負担を
かけないように注意!!

✕ 飲酒後の性行為
過剰な興奮を伴う行為

勃起不全のときは
医師に相談し、
治療薬を処方してもらう

✕ 通信販売や個人輸入で
入手しない

薬の飲み方

腎臓病で処方される薬の知識

腎臓病の薬は病状の改善を目的に処方される

慢性腎臓病の患者さんにとって、**食事療法**や**自己管理**とともに日常生活で最も大切なのが**薬物療法**です。

完治することが少ない腎臓病の場合、症状を抑えることや、病気の進行を遅らせること、また、機能低下に伴う合併症を防ぐことを目的に薬が処方されます。

むくみや乏尿《ぼうにょう》を取り除く利尿薬

利尿薬は、腎臓病によって起こる浮腫（むくみ）や乏尿（尿の排泄量が低下すること）を改善するための薬です。体内の余分な水分と塩分の排泄を促すことで、むくみを解消します。

また、体内の水分量が減少し、血圧を下げる効果があるため、「**降圧利尿薬**」と呼ばれることもあります。

血圧を安定させることで心臓への負担を軽減する効果もありますが、降圧薬としての作用は強くありません。

血圧を下げる降圧薬

腎臓病になると、腎機能の低下や血流の悪化により、血圧が上昇しやすく

ここが大事!!

●副作用が現れたら医師に相談

副作用は、服用後すぐに現れることもあれば、数カ月経って現れることもあります。体に異常を感じたら、すぐに医師に相談しましょう。

腎臓病の薬は、同じ作用でも多種類あります。また、薬の量を変えたり、ほかの薬を併用することもあります。副作用を極力抑えつつ効果的な薬をみつけるのは、医師ひとりに任せず、患者さんが正しく服用し、医師にきちんと症状を伝えることが大切です。

なります。また、高血圧が長く続くと腎臓に負担がかかり、腎臓病が悪化します。この悪循環を断ち、病気の進行を遅らせるのが**降圧薬**です。

血圧の上昇はさまざまな要因によっておこるため、降圧薬にも、作用の仕方が異なるいくつかのタイプがあります。

血管の収縮により、心臓から強い圧力で血液が送り出されて血圧が上昇した場合は、「**α《アルファ》遮断薬《しゃだんやく》**」が用いられます。この薬には、末梢の血管を広げて、血液の流れをよくする働きがあります。

同様に血管の収縮を抑える薬でも、太い血管に作用するのが、「**カルシウム拮抗薬《きっこうやく》**」です。太い血管にある平滑筋にカルシウムイオンが流入するのを阻むことで、筋肉の収縮を押さえ、血管を広げます。

■腎臓病で処方される主な薬■

効能	薬の種類	代表的な薬（一般名）
浮腫や乏尿を取り除く	利尿薬（降圧利尿薬）	「ループ利尿薬」 「サイアザイド系利尿薬」 「カリウム保持性利尿薬」
血圧を下げる	降圧薬	「ACE阻害薬」 「アンジオテンシンⅡ受容体阻害薬」 「α遮断薬」 「カルシウム拮抗薬」
免疫システムを調整する	副腎皮質ステロイド薬	「デキサメタゾン」 「ヒドロコルチゾン」
	免疫抑制薬	「ミゾリビン」 「シクロスポリン」
血流を促す	抗血小板薬	「ジピリダモール」 「塩酸ジラゼプ」
	抗凝固薬	「ワルファリンカリウム」

よく用いられるのが、血圧を上昇させる物質の生成を抑える「**アンジオテンシン変換酵素阻害薬**（ACE阻害薬）」や「**アンジオテンシンⅡ受容体拮抗薬**（ARB）」です。これらは心臓や腎臓への負担が軽く、尿たんぱくを減らす働きもあります。服用しても目標とする血圧まで下がらないときは、利尿薬やカルシウム拮抗薬などを併用して、効果を高めることもあります。

炎症を鎮め、免疫を抑える副腎皮質ステロイド薬

慢性糸球体腎炎などの腎臓病は、体内に異物の侵入や組織の障害などが起こり、免疫システムが過剰に反応することで発症すると考えられます。

副腎皮質ステロイド薬は、炎症を鎮めるとともに、この免疫システムを抑

降圧薬は血圧上昇の原因によって異なる

α遮断薬

末梢の血管を広げて血流を促す ➡ 血圧低下

カルシウム拮抗薬

カルシウムの流入を阻んで血管の筋肉が収縮するのを抑える ➡ 血圧低下

アンジオテンシン変換酵素阻害薬（ACE阻害薬）
アンジオテンシンⅡ受容体拮抗薬（ARB）

血圧を上昇させる物質（アンジオテンシンⅡ）の生成をとめる ➡ 血圧低下

制する薬です。

この薬は、一般的に最初の1～2カ月間は多量に使用し、徐々に量を減らして、現状維持が可能な最少量を1年くらい服用します。

また効果が高い分、副作用も強く、**感染症**、**胃や十二指腸の潰瘍**、**糖尿病**を発症しやすくなったり、顔が丸くなる**ムーンフェイス（満月様顔貌）**になることがあります。

ステロイド薬は、長期間、多量に使用するほど、副作用は出やすくなりますが、いきなり服用をやめると、かえって強い副作用が起こることがあります。

■免疫システムを調整する副腎皮質ステロイド薬と免疫抑制薬■

副腎皮質ステロイド薬

副作用
- 感染症にかかりやすい
- 消化性潰瘍、糖尿病になりやすい
- ムーンフェイス

過剰な免疫反応によってできた炎症物質に直接作用する

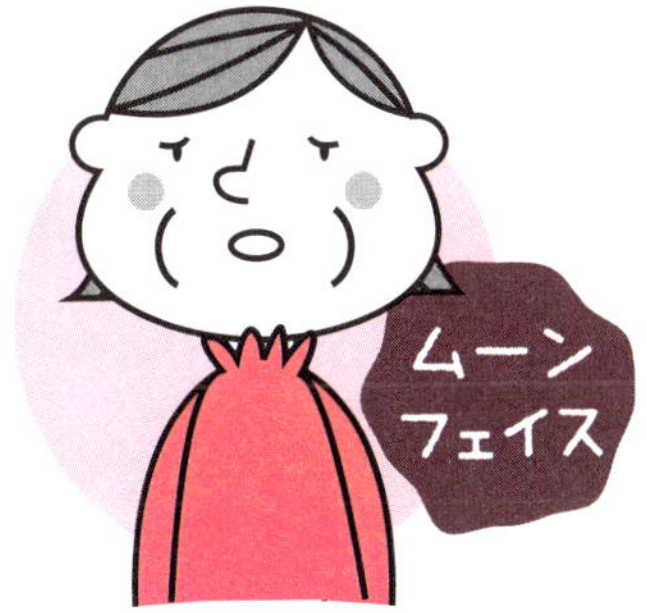

免疫抑制薬

副作用
- 感染症にかかりやすい
- 出血や貧血を起こしやすい

免疫システムの中心となるリンパ球に作用して炎症を鎮める

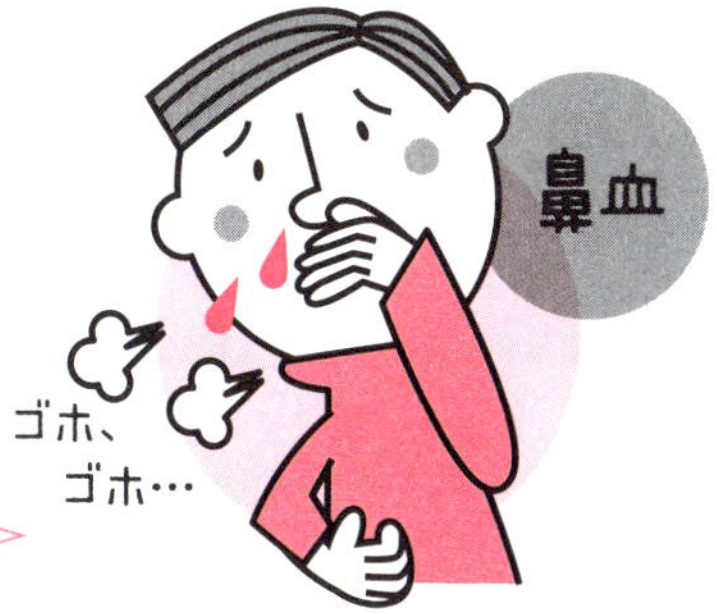

免疫作用を抑える免疫抑制薬

ステロイド薬だけでは効果がでないときや、ステロイド薬によって重い副作用が現れたときには、免疫抑制薬を用います。

免疫システムの中心的役割を果たすのが、抗体などによってあらゆる異物を攻撃するリンパ球です。**免疫抑制薬**は、このリンパ球の働きを抑えて、炎症を鎮めます。

この薬も作用が強い分、感染症にかかりやすくなったり、貧血や出血しやすくなるなどの副作用があります。

血流を促す
抗血小板薬・抗凝固薬

抗血小板薬と**抗凝固薬**は、血液の凝

そのほかよく用いられる薬

合併症の治療・予防に

脂質異常症治療薬

食事療法を行っても脂質の代謝異常が改善されない場合や、血中のLDL（悪玉）コレステロールが増えるネフローゼ症候群の患者さんに用いられる

高尿酸血症治療薬

腎機能の低下によって尿酸値が異常に高くなった場合などに、痛風や結石を防ぐ目的で用いられる。尿酸の排出を促進するタイプと、尿酸の生成を抑えるタイプがある

細菌感染が原因のとき

抗生物質

微生物が作り出す物質で、感染症を起こした細菌の増殖や機能を阻害する薬。「ペニシリン系」「セフェム系」が代表的

抗菌薬

科学的に合成してつくられた薬で、細菌の増殖を抑制したり殺菌したりする薬。「キノロン系」が代表的

固を防ぐことで血流を促し、腎機能の低下を防ぐ薬です。

抗血小板薬は、出血したときに血液を固める血小板の作用を抑制して血栓をできにくくし、血液の流れを促します。

一方、抗凝固薬は、血液が凝固するしくみに異常があるときに用いられます。糸球体の毛細血管に血栓が詰まり、正常なろ過が行えない場合に、血液凝固作用を抑えることで血栓をできにくくして血流を促します。

どちらも出血などの副作用が現れることがあります。青あざがでやすくなったら薬の量を減量することもあるので医師に相談しましょう。また、出血したら必ず受診しましょう。

腎機能の低下によって不足する物質を補う

エリスロポエチン製剤

赤血球の生成を促すエリスロポエチンの産生が低下することで貧血が起きる（腎性貧血）を防ぐ

鉄剤

体内に鉄分が不足していると、エリスロポエチンを投与しても造血効果がでないため、鉄剤が処方される

活性型ビタミンD製剤

カルシウムを腸から吸収したり、骨に沈着させるために必要な活性型ビタミンDを補う

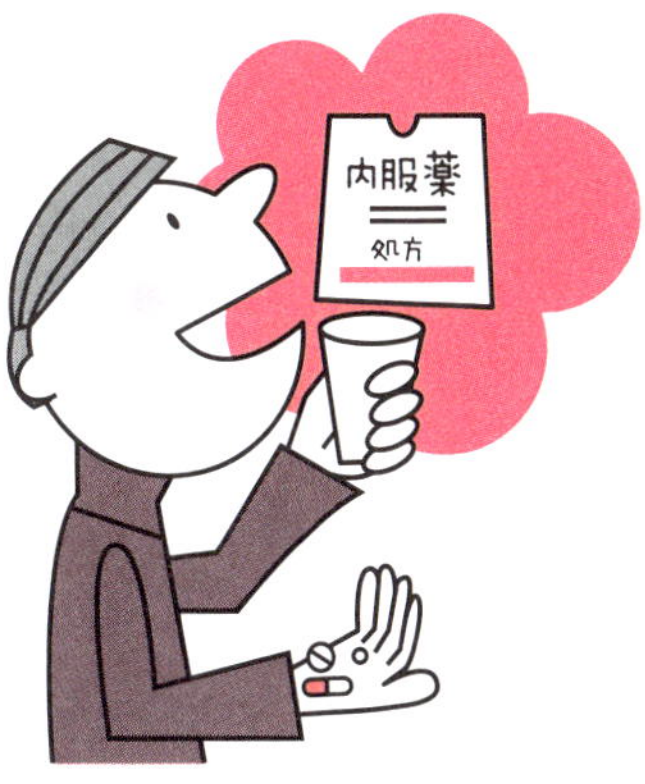

薬の飲み方で気をつけたいこと

飲み忘れたときの対処法をあらかじめ医師に確認する

ほとんどの薬は肝臓で分解されますが、なかには腎臓で分解・排泄される薬もあります。腎機能が低下していると、血中の薬の濃度が高いまま持続され、重い副作用や中毒症状を引き起こすことがあります。

処方された薬は、必ず用量・用法を守って服用してください。飲み忘れたからといって2回分をまとめて飲んだり、飲み忘れたままにするなど、勝手な判断は禁物です。薬が処方されたら、飲み忘れたときの対処法を医師に確認しておきましょう。

一緒に摂取してはいけない食品に注意

また、薬の作用を強めたり弱めたりする食品などと一緒に摂取しないよう注意が必要です。

抗凝固剤のワルファリンを服用しているときは、血液凝固作用のあるビタミンKを含む食品は避けましょう。薬の効果が弱くなります。

降圧薬のカルシウム拮抗薬を服用している場合、果物のグレープフルーツは、薬の効き目を強くし、必要以上に血圧が下がり危険です。

ここが大事!!

●処方された薬以外は飲まない

薬物療法を行っているときは市販薬の使用を避けましょう。かぜや肩こり・痛み止めに使用される消炎鎮痛剤をACE阻害薬などと一緒に服用すると、腎障害を起こすことがあります。また、漢方薬のなかには、腎臓病に用いられるものもありますが、生薬由来のカリウムやナトリウムが含まれていることもあります。ドリンク剤やサプリメントなども含め、医師が処方した薬以外は飲まないことです。

■薬を飲むときはこんなことに注意■

用法・用量を必ず守る

・効き目が悪いと勝手に判断して、飲む量を増やさない
・指示された服用時間に飲む

副作用がつらいからといって勝手にやめない

・急にやめると、かえって副作用が強くなる
・体に異常を感じたら、医師に報告する

飲み忘れたときの対処法を確認しておく

・飲み忘れた分をまとめて飲まない
・飲み忘れたまま放っておかない

市販薬は医師に相談してから使用する

・市販薬のなかには、腎障害を起こす薬もある
・漢方薬、ドリンク剤、サプリメントなどを使用するときも医師に相談する

■薬と一緒に摂取してはいけない食品がある■

ワルファリン（抗凝固剤）

ビタミンKを含む食品
納豆、クロレラ、
青汁、パセリ、
ほうれんそう、
小松菜、抹茶　など

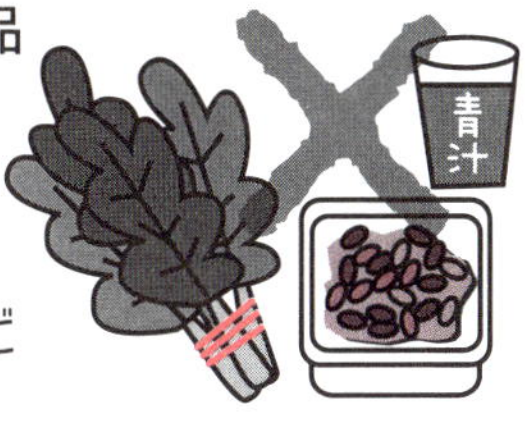

➡ ワルファリンはビタミンKの働きを弱める薬なので、薬の効果が弱くなる

カルシウム拮抗薬（降圧薬）

グレープフルーツ
グレープフルーツジュース

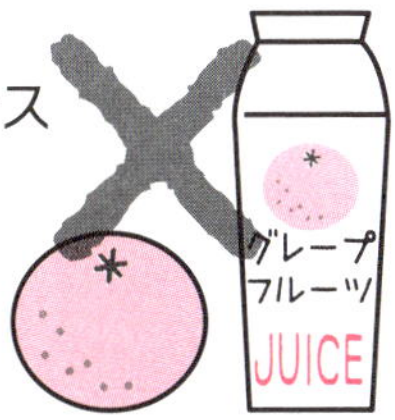

➡ 消化管からの薬の吸収がよくなりすぎて、血圧が低下、心拍数が増加する

高血圧が原因の人のおすすめ生活

高血圧と腎臓病には深い関わりがある

腎臓病の患者さんのなかには、高血圧が原因で発症する人が少なくありません。

高血圧が長期間続くと、血管に強い圧力がかかり、細い血管の内側の細胞が傷ついて、血管壁が厚くなる細動脈《さいどうみゃく》硬化《こうか》が起こります。これにより、血流が悪くなり、腎機能が低下します。さらに、血流をよくしようとレニンというホルモンが分泌されることで血圧が上昇し、腎臓への負担がより大きくなるという悪循環に陥ります。

血圧のコントロールが療養生活の基本

こうした患者さんにとって大切なことは、血圧のコントロールです。

降圧薬の服用や、塩分・たんぱく質・脂肪の摂取量の制限のほか、適度な運動で適正体重の維持に努めましょう。また、高血圧を悪化させる原因である飲酒、喫煙を避け、ストレスがたまらないよう注意しましょう。

家庭での血圧測定を習慣にすることは、高血圧の患者さんの基本です。薬の効き目を確かめ、病状の悪化を防ぐためにも、正しく測定しましょう。

ここが大事!!

●腎臓病と心血管疾患の関係

慢性腎臓病の患者さんには、高血圧、脂質異常など、心疾患の危険因子をもつ人がいます。そして、これらの危険因子が多いほど腎機能障害が進行しやすくなります。高血圧が原因で腎臓病を発症した場合、腎機能の低下によってさらに高血圧が悪化すると、腎硬化《じんこうか》症《しょう》を起こし、心筋梗塞や脳梗塞の危険を伴います。また、腎硬化症の進行が腎不全につながるため、進行を抑えることが大切です。

■高血圧と腎臓病の悪循環■

高血圧 → 腎機能の低下

細動脈硬化によって血流が悪くなる → 腎臓に流入する血液が減少する → レニンの分泌により血圧が上昇する

高血圧が腎機能の低下をまねき、
腎機能の低下がさらに高血圧を悪化させる

■血圧はこうしてコントロールする■

◆降圧薬の服用

◆食事療法
・塩分は6ｇ/日未満
・たんぱく質制限
・脂肪を過剰摂取しない

◆適度な運動
・適性体重の維持

◆節酒、禁煙

◆ストレスをためない

＋

家庭での血圧測定を
習慣化する

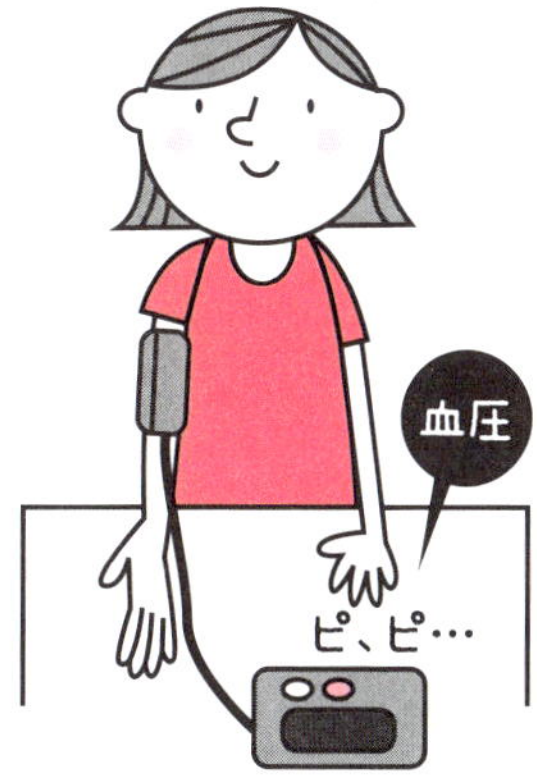

原因となる病気への対応

糖尿病が原因の人のおすすめ生活

血糖値の高い状態によって発症する糖尿病性腎症

糖尿病が原因で腎臓病を発症するのが糖尿病性腎症です。

糖尿病は、インスリンというホルモンの働きが悪くなることで血液中にブドウ糖(血糖)がたまってしまう病気です。この状態が持続すると、糸球体の毛細血管とその周辺が厚・拡大し、血管を圧迫するため、血液の通り道が狭くなり、血流が悪くなります。その結果、尿たんぱくが漏れでて糸球体の濾過機能が低下し、老廃物を尿として排出する機能が衰えます。

血糖値と血圧の管理で進行を緩やかにする

糖尿病性腎症の進行を緩やかにするには、まず、血糖値をコントロールすることです。

食事療法と運動療法を中心に、経口糖尿病薬やインスリン注射などで補完しますが、腎臓病の治療が加わることで、たんぱく質や塩分の制限など、食事療法が変わります。病気の進行によっては、運動療法も制限されます。

また、高血圧は腎臓病だけでなく糖尿病も悪化させるので、血圧管理も大切です。

ここが大事!!

●糖尿病性腎症は進行性の病気

日本透析医学会の調査によると、透析療法を始める患者さんの約44%は糖尿病性腎症であることがわかっています(2011年調べ)。

糖尿病性腎症は、糖尿病になって10～20年で発症することが多く、一度発症すると進行を抑えられず、腎不全に至る場合が少なくありません。病期の進行を遅らせ、透析療法の手前で踏みとどまるためにも、血糖値や血圧の管理など、適切な治療を行いましょう。

■糖尿病と腎臓病はこう関係している■

糖尿病 → 糸球体の毛細血管とその周辺の細胞が持続する高ブドウ糖の影響を受ける
↓
細胞外基質（成分）が拡大し、血管を圧迫
↓ たんぱく尿
血流が悪くなる
↓ たんぱく尿
腎機能が低下 → **糖尿病性腎症**

（**糖尿病** ↓ **糖尿病性腎症**）

糖尿病の人の糸球体

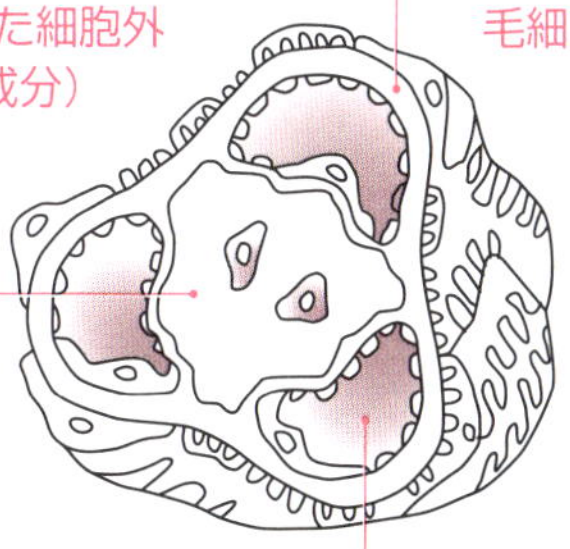

■糖尿病性腎症の日常生活のポイント■

◆食事療法
- 糖尿病だけの治療時と療法が異なるので要注意!!
- 腎機能の低下に合わせてたんぱく質を制限
- 塩分は6g/日未満
- 炭水化物、脂肪は適度に摂取
- カリウムやリンは病期に応じて制限

◆病期によっては運動制限

◆過労は禁物

◆血糖値や血圧を調整する薬を服用

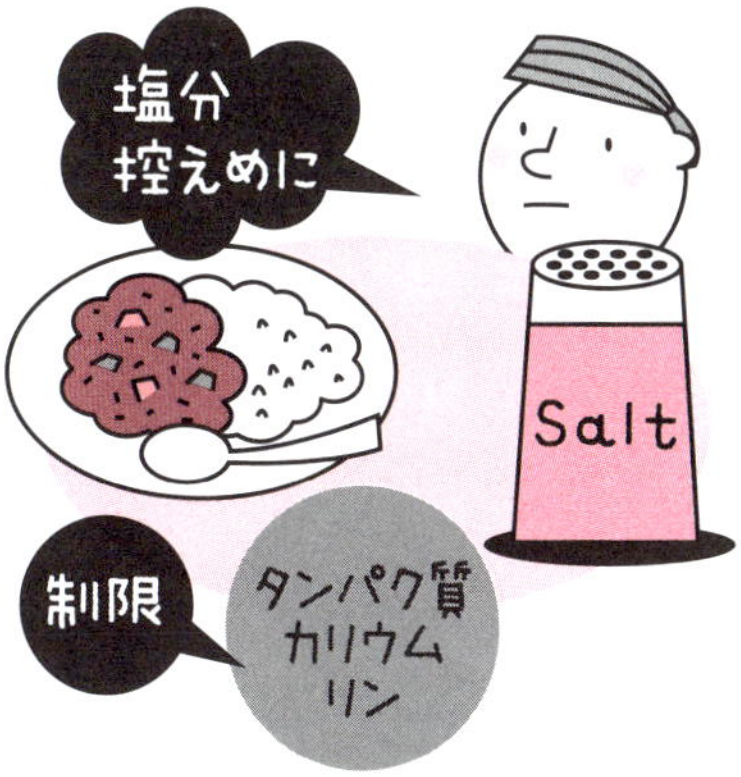
塩分
控えめに
Salt
制限
タンパク質
カリウム
リン

血糖値と血圧の管理を怠らない!!

原因となる病気への対応

脂質異常症が原因の人のおすすめ生活

脂質異常症による動脈硬化が腎機能を低下させる

脂質異常症によってLDLコレステロールが増加すると、血管壁に入り込んでドロドロとした固まりをつくります。これが、動脈硬化の一種である「粥《じゅく》状硬化《じょうこうか》」です。これにより、血液の通り道が狭くなり、血流が悪くなります。

動脈硬化が進行すると、血液中に流れ出た大量のコレステロールや血栓（血の固まり）によって腎臓の糸球体のろ過機能が低下したり、高血圧を発症したりして、腎機能が低下します。

食事制限と適正体重の維持で症状を改善する

脂質異常症によって腎臓病を発症した場合、食事療法と運動療法を中心に脂質異常の改善を行います。

脂質、コレステロール、糖質を制限し、肥満の場合は摂取エネルギーの制限や有酸素運動などで標準体重に近づけます。

改善がみられないときは、コレステロールを合成するときに必要な酵素を抑制するHMG-CoA還元酵素阻害薬や、血栓ができるのを防ぐ抗血栓薬などが用いられます。

ここが大事!!

●生活習慣の改善に努める

脂質であるコレステロールは、たんぱく質と結合することで血液中に溶け込み、全身に運ばれます。肝臓から全身にコレステロールを運ぶLDL（悪玉）は、増え過ぎると血管壁に入り込んでたまります。この余分なコレステロールを、肝臓に運ぶのがHDL（善玉）です。

脂質異常症の多くは、生活習慣によって引き起こされます。食事、飲酒、喫煙、運動不足など、日ごろの生活を見直すことが必要です。

■脂質異常症によって腎機能が低下する■

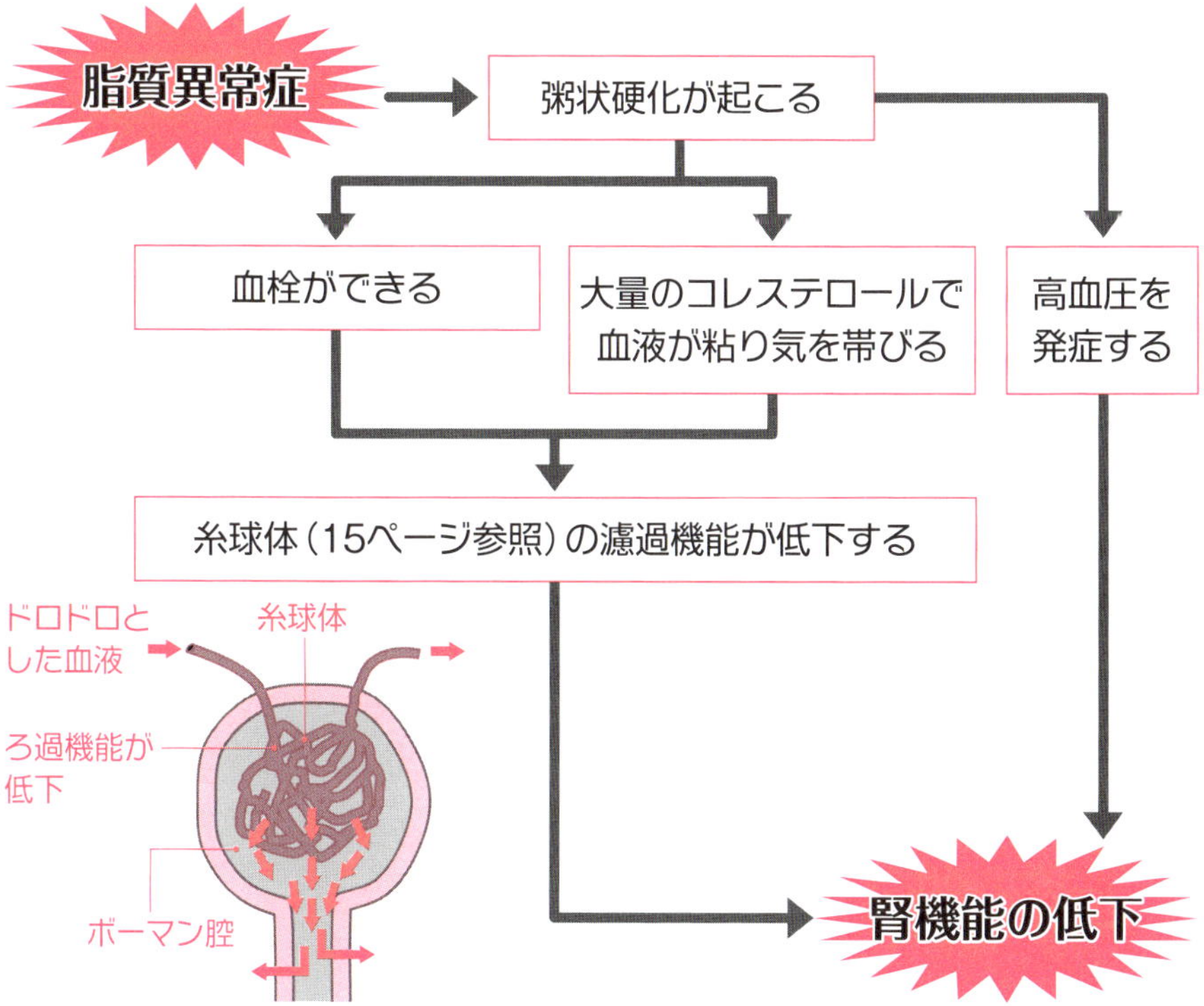

■脂質異常症を改善する日常生活のポイント■

◆食事療法
- ・摂取エネルギーを適正量にする
- ・脂質は総エネルギー量の20～25％にする
- ・コレステロールは300mｇ/日以下にする
- ・たんぱく質は病期に応じて制限する

◆運動療法
- ・30分／日以上、180分／週以上の運動をする
- ・ウォーキング、水泳などが適している

◆標準体重に近づける

◆薬物療法
- ・HMG-CoA還元酵素阻害薬（スタチン製剤）
- ・抗血栓薬　など

原因となる病気への対応

腎炎が原因の人のおすすめ生活

慢性糸球体腎炎は透析療法の原因の第2位

腎炎は、主に炎症を起こす部位によっていくつかに分類されます。糸球体に炎症反応がみられるのが糸球体腎炎。この腎炎は自覚症状がないまま病気が進行していることが多く、糖尿病性腎症に次いで透析療法に至る原因の第2位になっています。

慢性糸球体腎炎には多くの種類があり、原因も異なるため治療法もさまざまですが、食事療法と薬物療法をきちんと行うなど、日常生活の管理を怠らないことが大切です。

■慢性糸球体腎炎の日常生活のポイント■

◆食事療法
・塩分は6g／日に制限する
・1日3食、同量程度の食事をとる

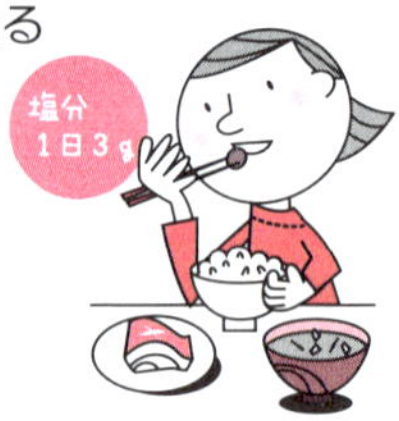

◆日常的な活動
・活動し過ぎる日と安静の日など、活動量にムラをつくらない

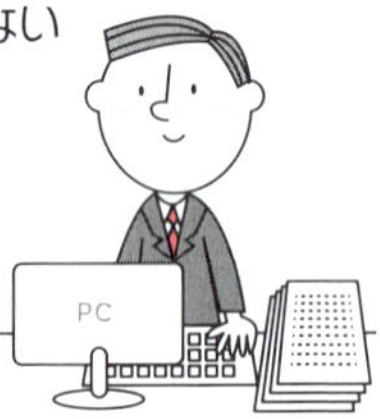

◆運動療法
・病期に適した運動を毎日行う

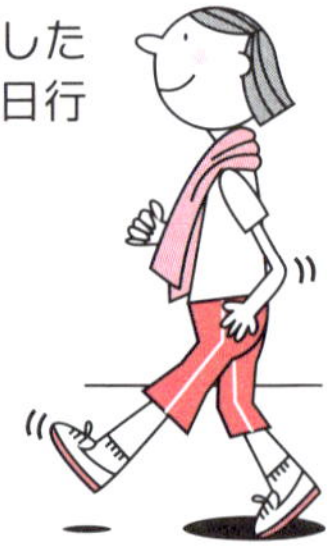

◆薬物療法
・用量用法をきちんと守る

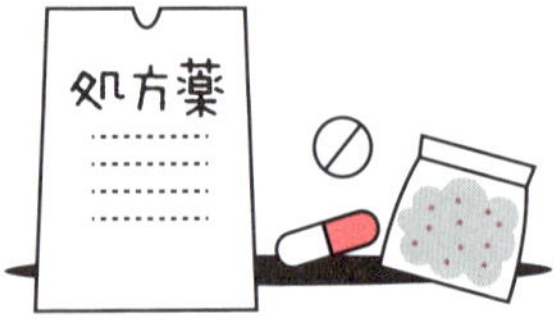

毎日コンスタントに生活する!!

第3章

慢性腎臓病を進行させない食事療法

食事療法の基本

食事療法が必要な理由

食事を見直して腎臓の負担を軽くする

慢性腎臓病の治療は、「**薬物療法**」「**食事療法**」「**生活習慣の改善**」の3方向から行われます（24ページ参照）。なかでもとくに大切なのが、食事療法です。栄養バランスがとれていない食事や食べ過ぎは、腎臓に過剰な負担をかけ、腎機能を低下させる原因となります。慢性腎臓病の場合、いったん損なわれた腎機能が回復する可能性は高くありませんが、症状の悪化を食い止めたり進行を遅らせたりすることは可能。そのために欠かせないのが、食事の見直しなのです。腎臓への負担を軽くするのはもちろん、腎臓病と併発することが多い高血圧や糖尿病、肥満などを予防・改善するねらいもあります。

ポイントは塩分&たんぱく質のとり方

腎臓病の食事療法を行う際に注目するのが、「**塩分**」と「**たんぱく質**」の摂取量。慢性腎臓病の場合、症状が進むほど食事内容の制限も増えていきます。そのため、できるだけ早い段階で食事療法を始めるのが正解。早く始めるほど、残っている腎機能を長く維持することができるからです。

ここが大事!!

●食事療法を早く始める利点

慢性腎臓病の初期であれば、それほど厳しい食事療法は必要ありません。塩分摂取量の制限はありますが、健康な人が生活習慣病予防のために心がけるのとほぼ同じ食事を楽しめます。つまり、早期に食事療法を始めれば、「少しのがまん」を続けるだけで腎機能を維持していくことができるのです。反対に、食事療法の開始が遅れると、厳しい食事制限を行っても腎機能を長く維持することは難しくなってしまいます。

食事療法が必要なわけ

高血圧
糖尿病
肥満
など

→ 腎臓の負担が大きくなる ←

食べ過ぎ
塩分やたんぱく質のとり過ぎ
など

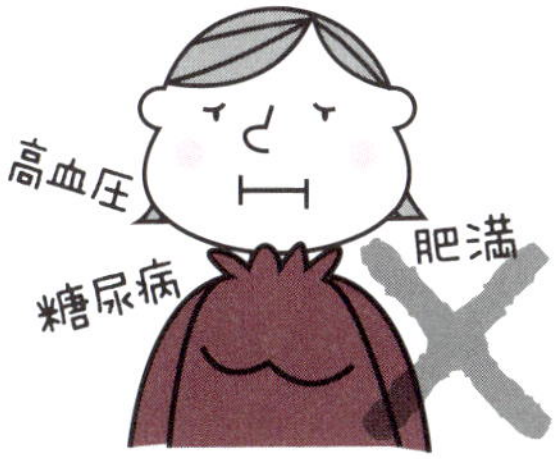

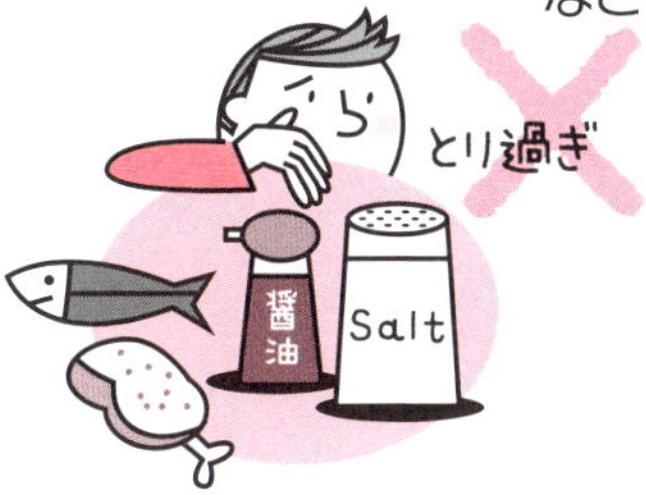

↓

腎機能の低下

↓

食事療法を開始！

↓ 高血圧、糖尿病、肥満などの改善
↓ 腎臓の負担がさらに軽くなる

↓ 腎臓の負担が軽くなる

↓ 薬物治療の効果が高まる

↓

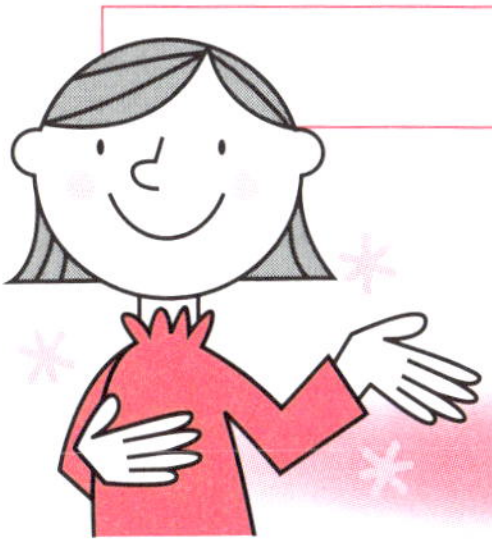

腎機能の維持が可能

食事療法の基本

食事療法の進め方

重症度によって制限する内容が異なる

慢性腎臓病の食事療法は、ステージG1～G5で表される重症度（17ページ参照）をめやすに進められます。G2までは、高血圧がある場合、食塩の摂取量を1日3～6gに制限するだけ。高血圧がない場合は摂取量の制限をゆるめることも可能です。

ステージG3a以降は、食塩に加え、たんぱく質摂取量の制限も必要になります。健康な日本人に推奨される1日のたんぱく質摂取量は体重1kgあたり0・9gですが、ステージG3a～G3bだと0・8～1・0g、ステージG4以上だと0・6～0・8gになります。また、ステージG4以上で高カリウム血症がある場合、カリウムの制限も加わります。

エネルギー摂取量は健康な人と同じ

慢性腎臓病の患者さんの1日のエネルギー必要量は、健康な人と同じ。年齢や性別、活動量などに応じて、体重1kgあたり20～35キロカロリーがめやすになります。ただし肥満の場合は、エネルギー摂取量の制限も必要なことがあります。

ここが大事!!

●肥満とは…？

食事療法にもかかわる「肥満」とは、身長と体重から割り出す「BMI（ボディ・マス・インデックス）」が25以上の状態を指します。BMIは肥満度を示す基準として世界的に使われており、「体重（kg）÷身長（m）の2乗」という計算式から求めることができます。標準体重とされるのは、BMI22。食事療法で推奨されている1日のエネルギー摂取量も、この標準体重を元に決められています。

■重症度による食事療法の進め方■

ステージ（重症度）	食塩摂取量	たんぱく質摂取量	カリウム摂取量
G1A2 G1A3 G2A2 G2A3	高血圧があれば3～6g／日	たんぱく尿0.5g／日未満なら特に制限なし	特に制限なし
G3a A1 G3a A2 G3a A3 G3b A1 G3b A2 G3b A3	3～6g／日	体重1kgあたり0.8～1.0g／日	高カリウム血症があれば摂取制限
G4 A1 G4 A2 G4 A3 G5 A1 G5 A2 G5 A3	3～6g／日	体重1kgあたり0.6～0.8g／日	高カリウム血症があれば摂取制限

（日本腎臓学会編　CKD診療ガイド2012）

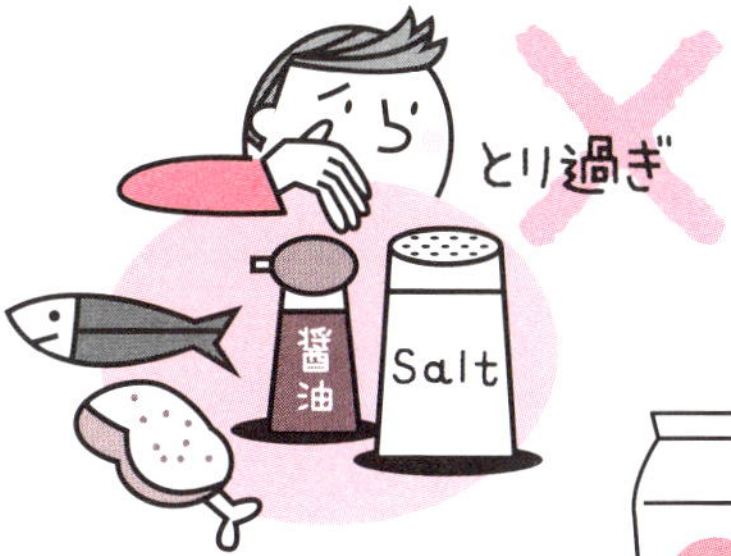

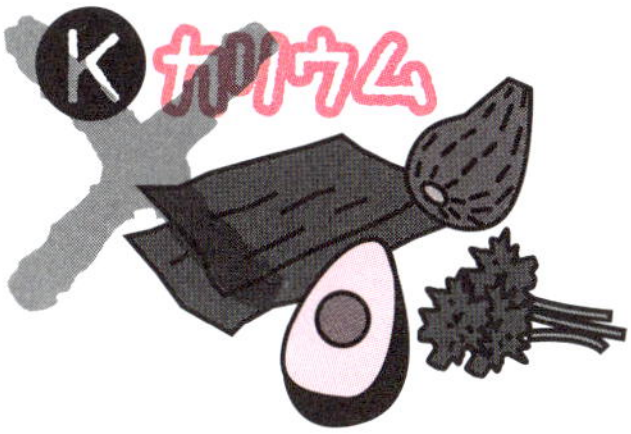

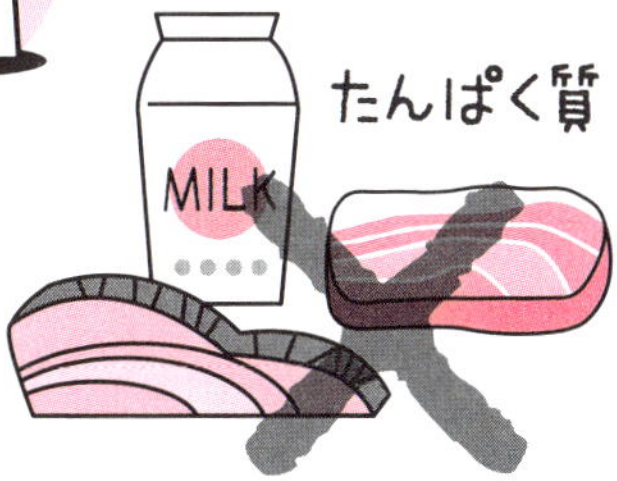

食事療法の基本

塩分の制限が必要な理由

腎機能低下につながる高血圧を予防・改善する

慢性腎臓病と併発することが多いのが、高血圧です。腎機能が低下すると血圧を調整するホルモンの分泌が乱れ、血圧が上がりやすくなります。そして、高血圧の状態が続くと毛細血管の集まりである糸球体《しきゅうたい》などの負担も大きくなるため、腎機能がさらに低下するリスクも高まります。

こうした悪循環を断ち切るために有効なのが、塩分の制限です。腎臓には体内の水分量を調節し、電解質の割合を適切に保つ働きがあります（12ページ参照）。でも、塩分を多くとるとナトリウムの排泄機能が働きにくくなってしまうのです。多くの場合、塩分摂取量を減らすことが、血圧の低下や腎機能の維持につながります。

1日の摂取量は3～6gが基本

慢性腎臓病の場合、1日の食塩摂取量は3～6gが基本。ステージG1～G2で高血圧がない人は、制限を少しゆるやかにすることも可能です。ただし、実際の摂取量のめやすは人によって異なるので、主治医や管理栄養士の指示に従うことが大切です。

ここが大事!!

●塩分と血圧の関係

塩分摂取量と血圧の関係は、まだ完全に解明されているわけではありません。高血圧には、塩分の影響を受けやすいタイプ（食塩感受性高血圧）と受けにくいタイプ（食塩非感受性高血圧）があります。塩分の摂取量を制限する食事療法が効果を上げやすいのは、食塩感受性タイプの場合。ただし、日本人にはもともと食塩感受性タイプが多く、腎臓病や糖尿病なども食塩感受性を高める原因となると考えられています。

■塩分の摂取と血圧、腎機能の関係■

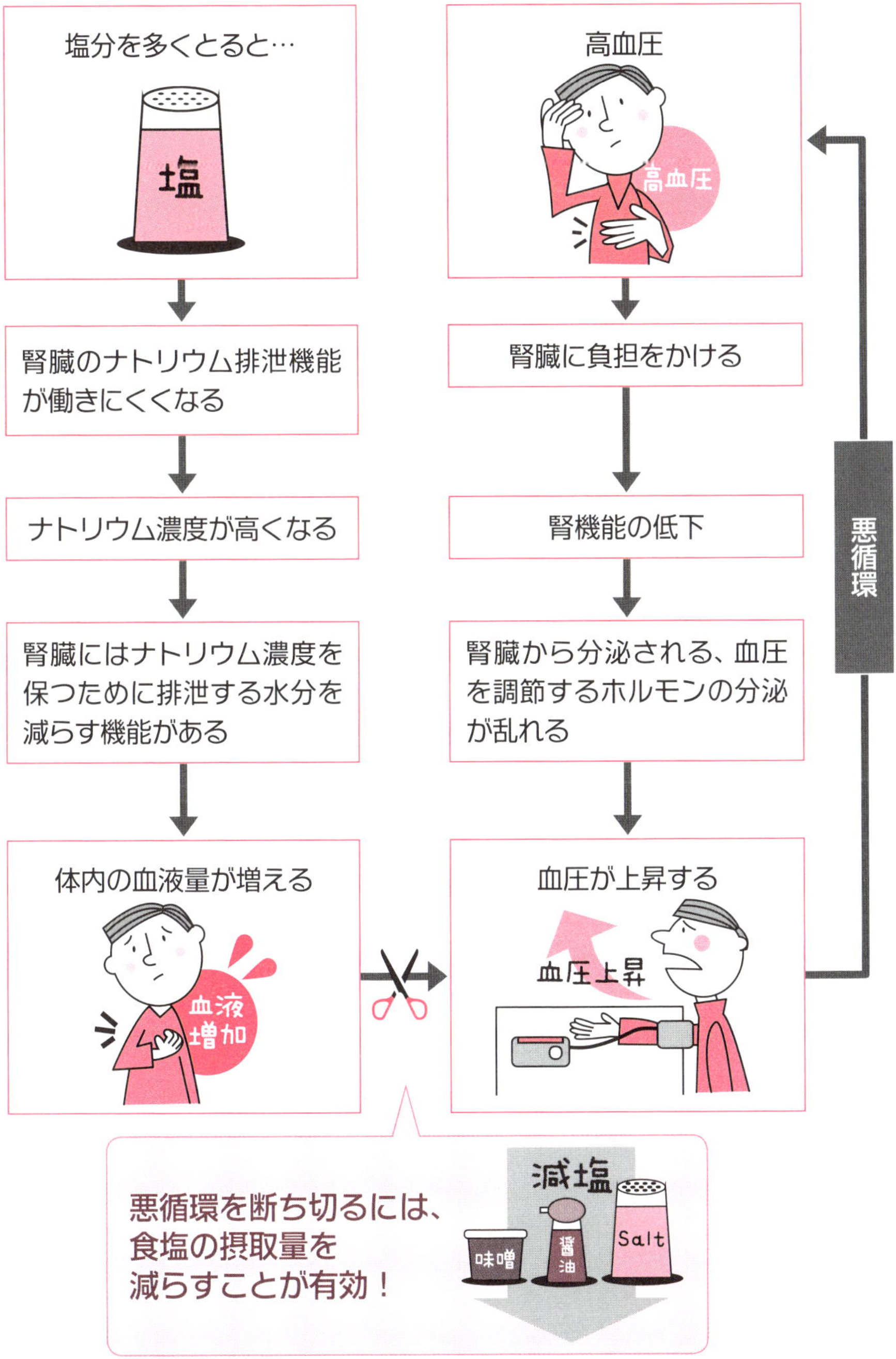
塩分を多くとると…
塩
腎臓のナトリウム排泄機能が働きにくくなる
ナトリウム濃度が高くなる
腎臓にはナトリウム濃度を保つために排泄する水分を減らす機能がある
体内の血液量が増える
血液増加
高血圧
高血圧
腎臓に負担をかける
腎機能の低下
腎臓から分泌される、血圧を調節するホルモンの分泌が乱れる
血圧が上昇する
血圧上昇
悪循環
悪循環を断ち切るには、食塩の摂取量を減らすことが有効！
減塩
味噌
醤油
Salt

食事療法の基本

たんぱく質の制限が必要な理由

たんぱく質のとり過ぎが有害な老廃物を増やす

食事からとった栄養素は消化吸収されて血液に溶け込み、体中の細胞へ運ばれます。そして代謝によってエネルギー源となる栄養素が細胞にとり入れられ、かわりに老廃物が血液中に排出されます。老廃物を含む血液は腎臓でろ過され、不要なものは排泄されます。

体のエネルギー源となる栄養素は、「**たんぱく質**」「**炭水化物（糖質）**」「**脂質**」の3種類。このうちたんぱく質だけが窒素を含んでおり、代謝によって窒素化合物が生じます。窒素化合物は、腎臓でろ過され、排泄される有害物質。多くとるほど、ろ過を司《つかさど》る糸球体の負担が大きくなってしまうのです。そのため、腎機能が低下している場合はたんぱく質をとり過ぎないように注意する必要があるのです。

体に必要な成分は効率よく摂取する

たんぱく質は、筋肉や血液などの材料となる大切な栄養素です。そのため、摂取量を減らせばよいというわけではありません。適切な量を守ることと、肉、魚、卵などから良質のたんぱく質を補給することを心がけましょう。

ここが大事!!

●**「良質のたんぱく質」とは**

たんぱく質は、数種類のアミノ酸が結びついたものです。たんぱく質を構成するアミノ酸は約20種類あり、人の体内で合成できるものとできないものがあります。体内で作れない9種類のアミノ酸を「必須アミノ酸」と言い、必要量はすべて食品からとらなければなりません。「良質のたんぱく質」といわれるのは、9種類のアミノ酸をバランスよく含むもののこと。代表的なものに、肉類や魚、卵などの動物性たんぱく質があります。

たんぱく質の摂取と腎機能の関係

エネルギー源となる栄養素

脂質　炭水化物（糖質）　たんぱく質

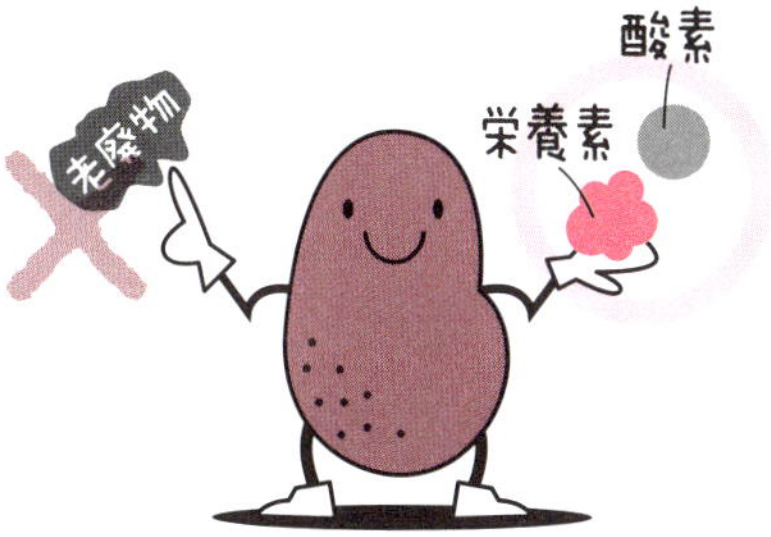

消化吸収されて血液中に溶け込み、栄養素や酸素が細胞にとり込まれ、老廃物が排出される

老廃物

たんぱく質の少ない食品
- 水
- 炭酸ガス

たんぱく質の多い食品
- 炭酸ガス
- 水
- 有害物質を含む窒素化合物（尿酸、尿素窒素など）

炭酸ガス → 呼吸の際に排泄される

水 → 腎臓でろ過され、尿として排泄される

有害物質を含む窒素化合物（尿酸、尿素窒素など） → 腎臓からしか排泄されない → 糸球体の負担が大きくなる → **腎機能の低下**

たんぱく質の摂取量を減らすと窒素化合物の量も減り、腎臓の負担を軽減することができる

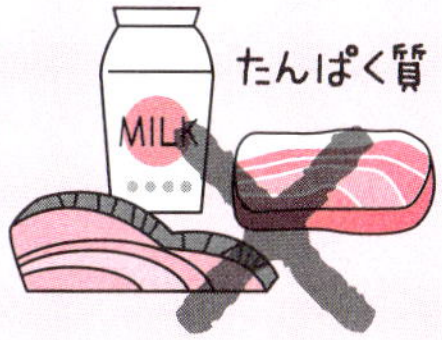

食事療法の基本

エネルギー摂取量の調整

たんぱく質制限と並行して摂取エネルギー量の管理を

たんぱく質摂取量の制限を行う場合、必ず必要になってくるのがエネルギーを過不足なくとるための工夫です。たんぱく質には、1gあたり約4キロカロリーのエネルギーがありますが、たんぱく質の摂取量を減らすと、エネルギー不足になる可能性があるのです。たんぱく質の制限によって不足したエネルギーは、炭水化物（糖質）や脂質で補うことになります。ただし、炭水化物を含む食品にはたんぱく質も含まれていることが多いため、何を、どのくらい食べるかという見極めが肝心です。

エネルギー不足は腎臓に負担をかける

食事からとるエネルギー量が少なすぎると、体に蓄えられているもので不足分を補う必要が生じます。そのときに使われるのが、皮下や内臓の脂肪や、筋肉に蓄えられているたんぱく質。ただし、たんぱく質が分解されると有害な老廃物が増えるため、腎臓の負担も大きくなります。たんぱく質制限の効果を上げるためには、適正なエネルギーをとることも必要なのです。

ここが大事!!

●肥満の場合は？

肥満は、慢性腎臓病を悪化させる原因のひとつ。とくに内臓脂肪が多いタイプの肥満は高血圧や糖尿病につながるリスクが高いため、きちんと解消する必要があります。ただし、ダイエットのために極端な食事制限をするのはよくありません。体がエネルギー不足に陥って筋肉のたんぱく質が分解されると、かえって腎臓の負担が大きくなるからです。体重の管理も、医師や管理栄養士の指導のもとで正しく行いましょう。

■エネルギー摂取量とたんぱく質制限の関係■

たんぱく質の摂取量を減らす

↓

摂取エネルギーが減る

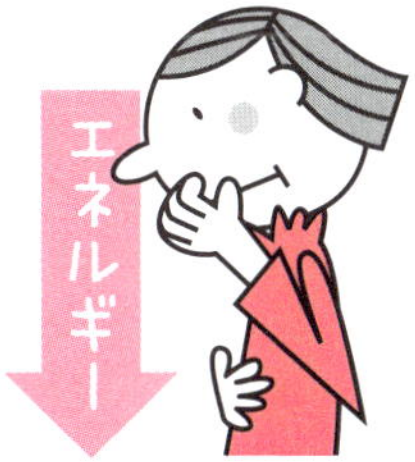

↓ 必要なエネルギー量より摂取量が少ないと…

体内に蓄えられているエネルギー源が使われる

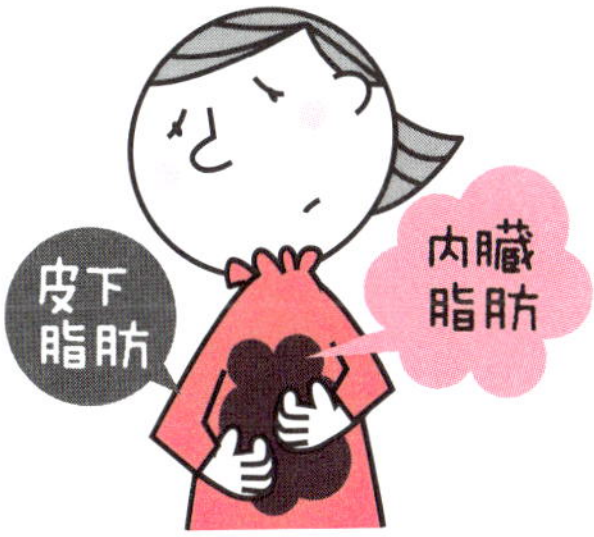

皮下脂肪や内臓脂肪

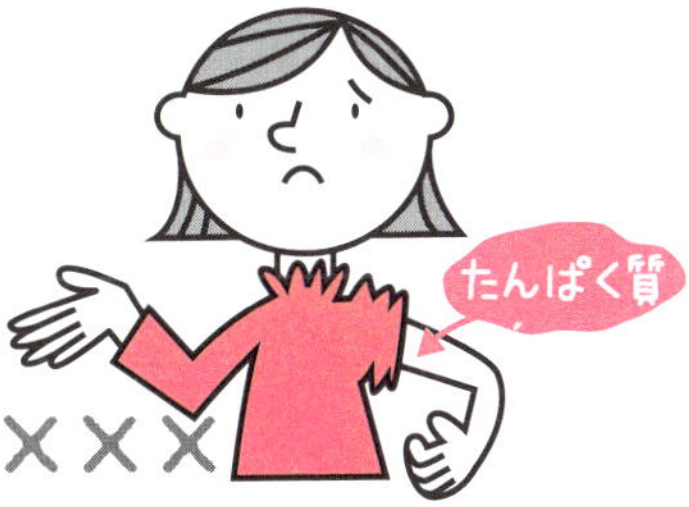

筋肉に蓄積されたたんぱく質

↓

分解される際、有害な窒素化合物を含む老廃物が発生

腎臓に過剰な負担をかけないため、体の維持に必要なエネルギーをとる必要がある

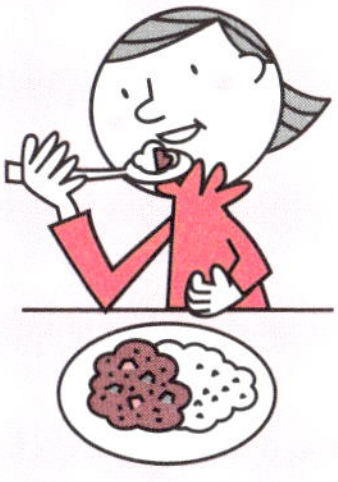

↓

老廃物を排泄するため、腎臓に負担がかかる

食事療法の基本

カリウムやカルシウムのとり方

カリウムの制限で高カリウム血症を防ぐ

食事からとった余分なカリウムは尿として排泄されますが、腎機能が低下するとうまく排泄されなくなります。血液中のカリウム濃度が高くなりすぎた状態を「**高カリウム血症**」といい、手足のしびれなどを引き起こすほか、不整脈による突然死などの原因になることもあります。そのため、高カリウム血症の兆候が見られる場合、カリウム摂取量の制限も必要になります。摂取量は「**血清カリウム値**」の検査結果によって決められます。

カルシウムはリンとのバランスが大切

腎臓には、ビタミンDを活性化させ、カルシウムの吸収を助ける働きがあります。カルシウムの代謝にはリンが必要ですが、腎機能が低下するとリンの排泄が滞り、カルシウムとのバランスがくずれてしまいます。リンはたんぱく質を含む食品に多いので、たんぱく質制限を行えば自然にとり過ぎを防ぐことができます。でも、カルシウムが多い食品にはリンも多いので、カルシウム不足を補う場合は、カルシウム製剤などが使われます。

ここが大事!!

●水分の制限は医師の指示で

慢性腎臓病が進行すると、適切な塩分の制限をしてもむくみなどが起こることがあります。むくみがひどいと、水分の摂取量も制限しなければならないことがあります。ただし、一般に水分制限が必要なのは、透析療法を受けている場合や、尿の量が極端に減った場合、腹水や胸水がたまった場合など。必要もないのに水分を控えると脱水を起こしてしまうので、自己判断で水分の制限をするのはやめましょう。

■カリウム、カルシウムなどのとり方■

腎機能の低下

↓

ビタミンDの活性化がうまくいかない

余分なリンの排泄が滞る

カリウムの排泄が滞り、血液中のカリウム濃度が上がる

↓

カルシウムの代謝が阻害される
→骨の代謝、神経の興奮や筋肉の収縮、ホルモンの調節などに影響を及ぼす

高カリウム血症
→不整脈による突然死などの原因にも！

↓

カルシウム不足は、カルシウム製剤などで補う

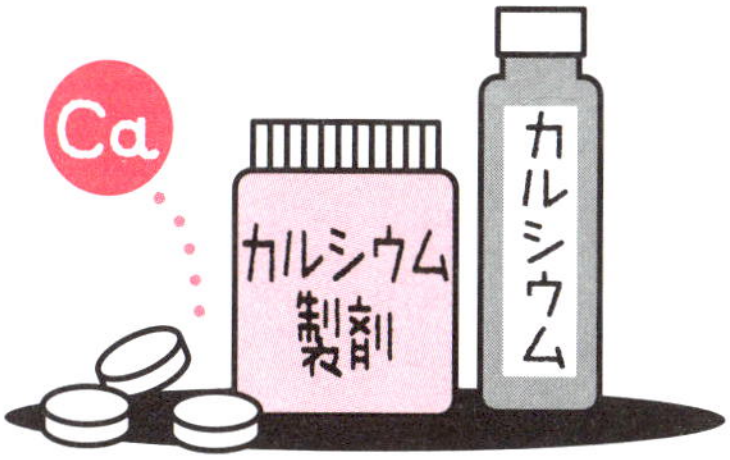

カルシウムが多い食品にはリンも多く含まれているので、食品から補給しようとするとリンの摂取量も増えてしまう

高カリウム血症の兆候がある場合、カリウムの摂取量を減らす

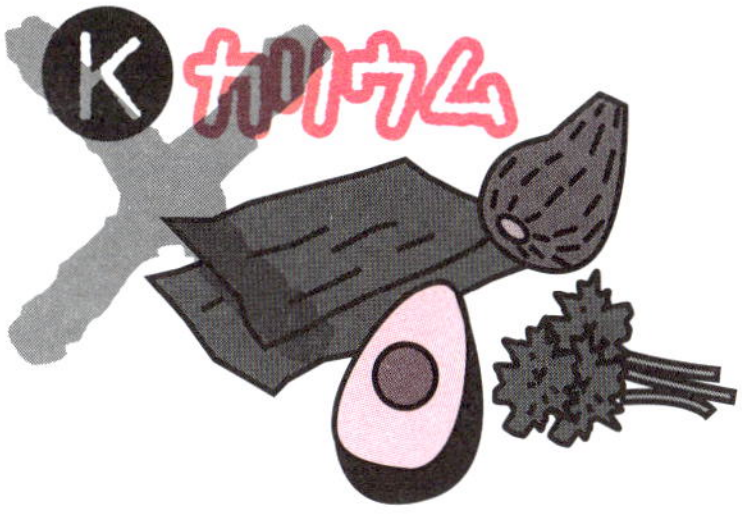

通常、たんぱく質の制限を行っていれば、カリウム・リンの摂取量も制限される

これまでの食事を見直す

自分の食べ方の傾向を知る

食事療法を始める前に、できればこれまでの食事を見直してみましょう。食事療法は医師や管理栄養士の指導のもとで行いますが、実際に食事を作るのは、自分や家族。食事の傾向を知ると、自分自身で改善点に気づくことができます。こうした発見は、前向きに食事療法に取り組む原動力になるのです。おすすめは、1週間ほど、食べたものをすべてメモしておくこと。食事だけでなく、間食や飲みものなども書き出してみましょう。

食べたものをすべて記録してみる

食事の記録を数日分まとめて見直すと、自分の味の好みや食べ方の特徴が見えてきます。食事療法の内容や体調管理のために必要なことに応じて、塩分が多いもの、炭水化物（糖質）が多いもの、エネルギー量が多いものなどをピックアップしてみるのもよい方法。「みそ汁を1日3回から2回にすれば塩分摂取量が減る」「間食をやめればエネルギーのとり過ぎが防げる」など、食事療法に役立つ具体的な方法に気づくきっかけにもなります。

ここが大事!!

●食事を楽しむ工夫も大切

食事療法を始めると、好きなものを好きなだけ食べることはできなくなります。でも、治療のための食事だからといって、味気ないものにするのはよくありません。食事療法のストレスを軽くするためにも、おいしく・楽しく食べることが大切です。食材選びや調理方法を工夫するのはもちろん、盛りつけやテーブルセッティングに凝ってみるのもおすすめ。「料理を目で味わう」ことも、食事の楽しみのひとつだからです。

■自分の「食べ方の特徴」に気づくために■

①食べたものをすべて記録する
②塩分が多いもの、糖質が多いものなどをチェックしてみる
③自分の食事の傾向や味の好みを分析してみる

★＝塩分が多いもの

○月×日（月）
朝食　ロールパン2個、ゆで卵1個、
　　　コーヒー
昼食　★カレーライス、★福神漬け、
　　　★きゅうりの漬けもの
間食　チョコレート、緑茶
夕食　★酢豚、もやしときゅうりのあえもの、
　　　卵スープ、ごはん１膳、
　　　★ザーサイ、ビール
間食　みかん１個

朝食は野菜をあまりとっていない

漬けもの類を食べる回数が多い

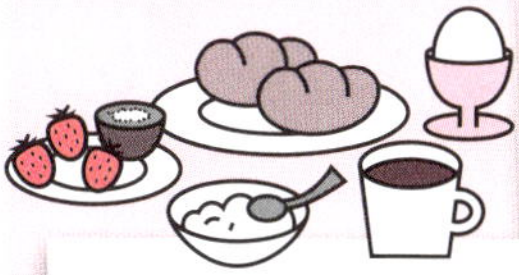

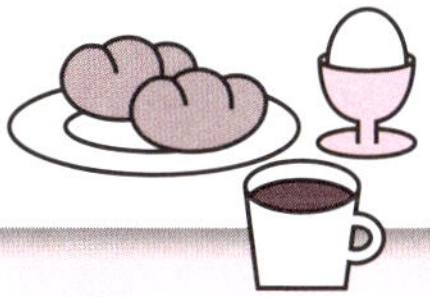

○月×日（火）
朝食　ロールパン2個、ゆで卵1個、
　　　ヨーグルト、キウイ1/2個、
　　　いちご3個、コーヒー
昼食　★カツ丼、みそ汁、★なすの漬けもの
間食　缶コーヒー
夕食　★豚肉のしょうが焼き、
　　　ポテトサラダ、青菜のごま和え、
　　　★大根とわかめのみそ汁、
　　　グリーンピースごはん1膳、
　　　★きゅうりのぬか漬け
間食　ミルクティー、クッキー2枚

昼食は外食なので、塩分が多いものを食べることがほとんど

間食で甘いものをとっている

夕食後に果物やおやつを食べる習慣がある

食事療法の実際

計量器具を正しく使う

食材はすべて正確に計量する

食事療法の効果を上げるために欠かせないのが、食材や調味料の正しい計量です。食事が治療の一環となるので、「だいたいこのくらい」いう目分量は禁物。少し手間はかかりますが、きちんと計量しながら調理する習慣をつけましょう。

計量カップ、計量スプーン、電子はかりを用意する

食事療法を始める際に必要なのが、**「計量カップ」「計量スプーン」「はかり」**です。計量カップは、1カップ＝200mlの標準的なもので十分。計量スプーンは、一般に使われる大さじ（15ml）と小さじ（5ml）に加え、小さじより少ない量がはかれるものを用意します。小さじ2分の1、4分の1など、さまざまな分量に対応したスプーンがセットになっているものもあります。はかりは、デジタル式のものがおすすめ。アナログ式は目盛りの最小単位が5g程度なので、少量を正確にはかるのが難しいからです。0.1g単位ではかれるものを用意しておくと、調味料などの計量にも使えて便利です。

ここが大事!!

●計量のポイント

食事療法のメニューの場合、食材は必ず「正味」の量をはかります。たとえば、レシピに「ピーマン20g」と書かれているなら、ヘタと種をとり除いた状態で20gのピーマンを用意します。同様に魚や肉も、内臓や骨をとり、「実際に食べる部分」だけをはかりましょう。調味料や粉類などは、はかりの「風袋機能」を利用すると便利。容器の重さを差し引いて計量できるので、少量の調味料なども正確にはかれます。

■正しい計量のしかた■

計量カップ

1カップ200mℓのものが一般的

目盛りは真横から
たいらなところに置いて計量するものを入れ、日線を下げて真横から目盛りを読む

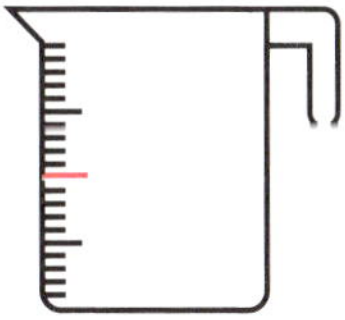

粉類はギュッと押しつけない
粉類はふんわりと入れ、軽くならす

透明なプラスチックやガラス製のものが使いやすい

計量スプーン

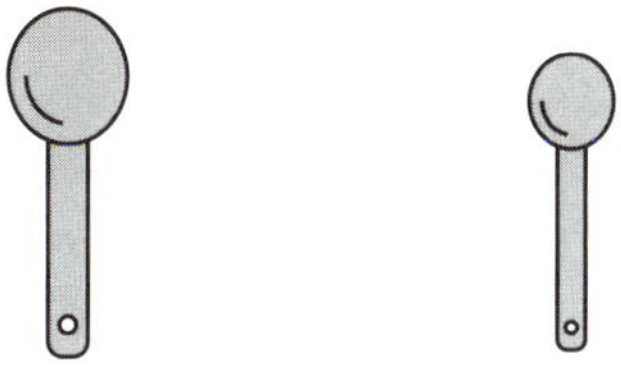

大さじ1＝15mℓ　小さじ1＝5mℓ

小さじより少ない量がはかれるものもある。いくつか用意しておくと便利！
小さじ1/2＝2.5mℓ
小さじ1/3＝約1.65mℓ
小さじ1/4＝1.25mℓ
小さじ1/5＝1mℓ　など

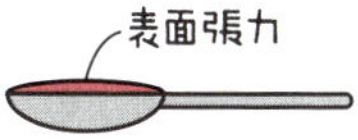

液体は表面が盛り上がるまで
液体を計量スプーン1杯分はかるときは、表面張力で表面が盛り上がるまで入れる

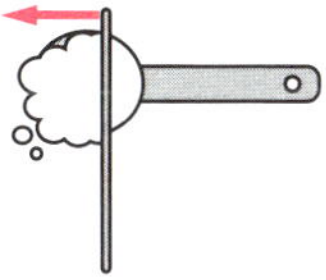

粉類はすりきりで
粉類は多めにすくい、スプーンの柄などですりきる

1/2杯分などの分量をはかる場合は、すりきり1杯分をはかってから、スプーンの柄などで不要分を落とす

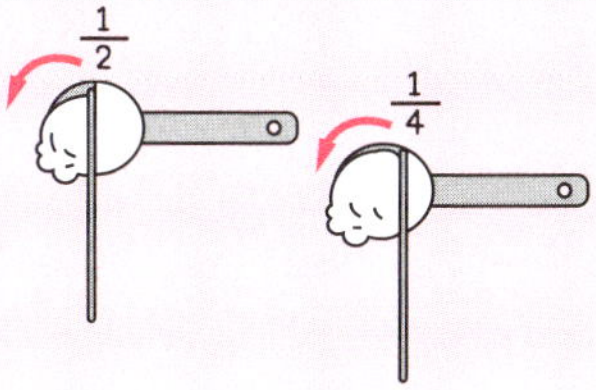

「手ばかり」も分量のめやすに！

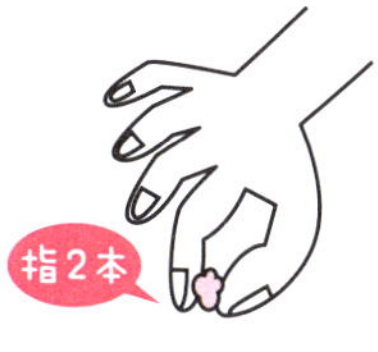

指2本でひとつまみ
→約0.3g

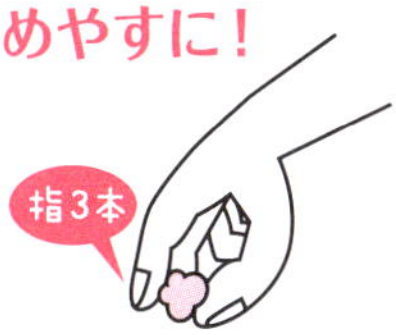

指3本でひとつまみ
→約0.5g

食事療法の実際

食塩とナトリウム

加工食品の塩分はナトリウムの量で表示される

食事療法を行う場合、食塩の摂取量に加えて、食品に含まれる食塩相当量を意識することも必要です。でも、加工食品に表示されている栄養成分に「食塩」「塩分」などは見当たりません。これは、栄養表示をする場合、「熱量（エネルギー）、たんぱく質、脂質、炭水化物（または糖質および食物繊維）、ナトリウム」の量で示すことが決められているため。加工食品に含まれる塩分は、食塩ではなく「**ナトリウム**」の量で表わされているのです。

ナトリウムの量から食塩相当量を計算する

減塩を行う際に知っておきたいのは、「**ナトリウム＝食塩ではない**」ということ。食塩の主成分は、ナトリウムと塩素の化合物である「塩化ナトリウム」ですが、加工食品には、このうち「ナトリウム」の量だけが表示されているのです。ナトリウムの重さは、塩化ナトリウム（＝食塩と考えてよい）の４割程度。食事療法のめやすとなる塩分量を知るためには、表示されているナトリウムの量を食塩相当量に換算する必要があります。

ここが大事!!

●「低ナトリウム塩」とは?

普通の塩の主成分は塩化ナトリウムですが、「低ナトリウム塩」という塩も市販されています。「低ナトリウム塩」という表示が認められているのは、塩化ナトリウム以外の塩類が25％以上含まれているもの。こうした塩は、ナトリウムの含有量を減らした分、「塩化カリウム」を加えて塩からさに近い味を出しています。ナトリウム摂取量を減らすことはできますが、カリウムの制限も必要な場合は、使い過ぎに注意が必要です。

加工食品の食塩相当量を知る方法

塩分 調味料として使われる食塩に食品そのものに含まれる食塩相当量を加えたもの

食塩
ナトリウムと塩素の化合物「塩化ナトリウム」が主成分

＝ ナトリウム（Na） ＋ 塩素（Cl）

加工食品の栄養表示には、ナトリウムの量だけが表示される

↓

ナトリウム＝食塩ではない！

ナトリウムの量から食塩相当量を知る方法

ナトリウム（mg） × 2.54 ÷ 1000 ＝ 食塩相当量（g）

例

①ドレッシング大さじ１杯（15g）
ナトリウム 165mg
165×2.54÷1000＝0.42 →0.42gの食塩に相当

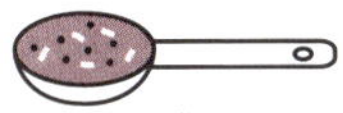

②ふりかけ1食（2.5g）
ナトリウム 87mg
87×2.54÷1000＝0.22 →0.22gの食塩に相当

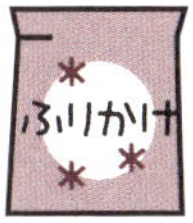

③みそ汁１椀（減塩みそ18g使用）
ナトリウム 700mg
700×2.54÷1000＝1.78 →1.78gの食塩に相当

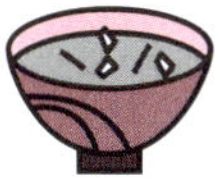

食事療法の実際

調味料の使い方

食塩以外にも塩分を含む調味料がある

減塩の基本は、調味料の使い方を見直すことです。注意が必要なのは、食塩だけではありません。塩分の摂取量を正確に把握するため、しょうゆ、みそ、マヨネーズ、ソースなど、食塩が含まれる調味料はすべて計量しながら使いましょう。

食卓でも減塩のための工夫を

調理だけでなく、食卓でも減塩を意識します。できあがった料理にソースやドレッシングなどをかける際も、必ず計量スプーンを使います。計量した調味料は直接かけず、別の器に入れて、料理につけながら食べるようにしましょう。「かける」より「つける」ほうが調味料の使用量が少なくてすむからです。調味料に浸すようにつけるのではなく、先端に少しだけつけるようにするなど、つける量もできるだけ減らす努力をしましょう。

みそ汁などの汁ものは薄味にするほか、具だくさんにするのもおすすめです。同じ器に盛りつけた場合、具が多いほど水分の量が減るため、減塩効果が期待できます。

ここが大事!!

●減塩調味料を活用する

しょうゆの使用量を減らしたため、薄味の料理が味気なく感じられる場合は、減塩タイプの調味料を活用するのもひとつの方法です。最近では、香りやコクはそのままに塩分だけを減らしているものも多く市販されています。

減塩調味料は手作りも可能。しょうゆとだし汁を1対1の割合で混ぜれば、塩分量が約半分の減塩しょうゆになります。冷蔵庫で1週間程度の保存がききます。

■主な調味料の食塩相当量■

<table>
<tr><th colspan="2">調味料</th><th>めやす量</th><th>食塩相当量</th></tr>
<tr><td rowspan="3">しょうゆ・つゆ
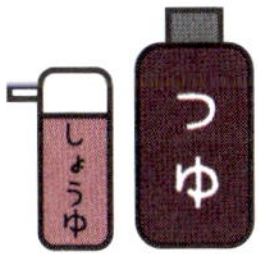
</td><td>こいくちしょうゆ</td><td>小さじ1（6g）</td><td>0.9g</td></tr>
<tr><td>うすくちしょうゆ</td><td>小さじ1（6g）</td><td>1.0g</td></tr>
<tr><td>めんつゆ
（ストレートタイプ）</td><td>大さじ1（16g）</td><td>0.5g</td></tr>
<tr><td rowspan="3">みそ
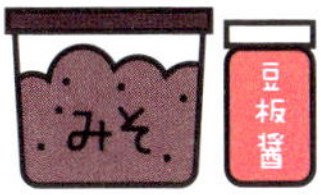
</td><td>みそ（信州みそなど）</td><td>小さじ1（6g）</td><td>0.7g</td></tr>
<tr><td>甘みそ（西京みそなど）</td><td>小さじ1（6g）</td><td>0.4g</td></tr>
<tr><td>豆板醤</td><td>小さじ1（7g）</td><td>1.2g</td></tr>
<tr><td rowspan="3">ソース・
ケチャップ
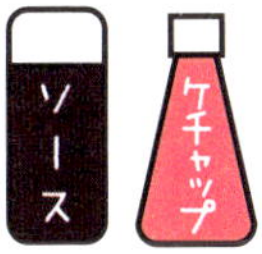
</td><td>ウスターソース</td><td>小さじ1（6g）</td><td>0.5g</td></tr>
<tr><td>中濃ソース</td><td>小さじ1（5g）</td><td>0.3g</td></tr>
<tr><td>トマトケチャップ</td><td>小さじ1（5g）</td><td>0.2g</td></tr>
<tr><td rowspan="3">マヨネーズ・
ドレッシング
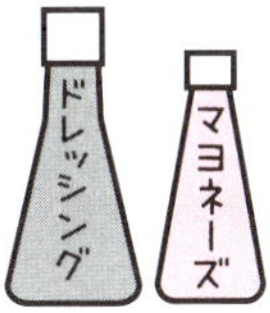
</td><td>マヨネーズ（全卵型）</td><td>小さじ1（4g）</td><td>0.7g</td></tr>
<tr><td>フレンチドレッシング</td><td>小さじ1（5g）</td><td>0.2g</td></tr>
<tr><td>サウザンアイランド
ドレッシング</td><td>小さじ1（5g）</td><td>0.2g</td></tr>
<tr><td rowspan="3">だし
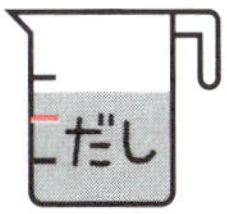
</td><td>かつおだし</td><td>1カップ（200g）</td><td>0.2g</td></tr>
<tr><td>煮干しだし</td><td>1カップ（200g）</td><td>0.2g</td></tr>
<tr><td>鶏がらだし</td><td>1カップ（200g）</td><td>0.2g</td></tr>
</table>

「5訂　日本食品標準成分表」より

食事療法の実際

減塩のための食材選びと下準備

調味料以外の塩分にも注意

食事療法を行う際は調味料のほか、食材そのものに含まれている塩分も意識する必要があります。魚介類はもちろん、肉にもわずかに塩分が含まれています。なかでも注意したいのが、肉や魚介の加工品。加工する際に食塩が添加され、塩分を多く含んでいるものがあるからです。野菜は、にんじんやブロッコリーなどいくつかのものを除いて塩分ゼロですが、野菜ジュースや漬けものなどの加工品には塩分が含まれているので注意が必要です。

下ごしらえなどに使う塩分もカット

味つけのために使うわけではないので見落としがちですが、減塩を徹底するためには、食材の下ごしらえに使う塩も控えるのが理想です。たとえば、野菜の下ゆでは塩を使わずに。緑色が濃い野菜は、塩を入れることで色よくゆで上がるといわれますが、塩を使わなくても、大きな違いはありません。パスタをゆでるときの塩は、主に下味をつけるため。減塩のためには量を減らすか、塩を入れずにゆでるようにするとよいでしょう。

ここが大事!!

●飲みものの塩分にも注意

食塩は食べものだけでなく、とくに塩味を感じない飲みものにも含まれています。気づかずに飲んでいることが多いのが、スポーツドリンク。吸収を高めるため、ナトリウムなどのミネラルが含まれています。野菜ジュースや豆乳にも、飲みやすくするために食塩が添加されているものがあります。豆乳なら「無調整豆乳」、野菜ジュースなら「食塩無添加」の表示があるものを選びましょう。

■主な加工食品の食塩相当量■

食品		めやす量	食塩相当量
肉加工品 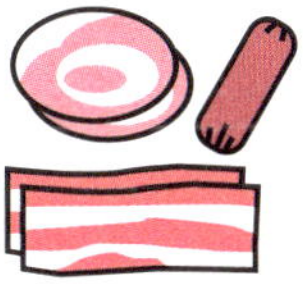	ロースハム	1枚（20g）	0.5g
	ベーコン	1枚（20g）	0.4g
	ウインナーソーセージ	1本（15g）	0.3g
乳製品 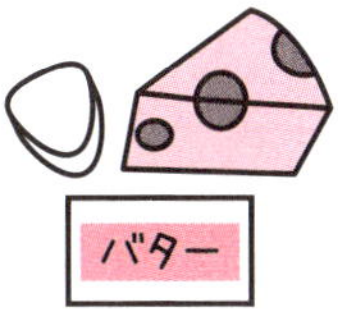	カマンベールチーズ	20g	0.4g
	プロセスチーズ	1cm厚さ1枚（20g）	0.6g
	バター	小さじ1（7g）	0.2g
魚・魚加工品 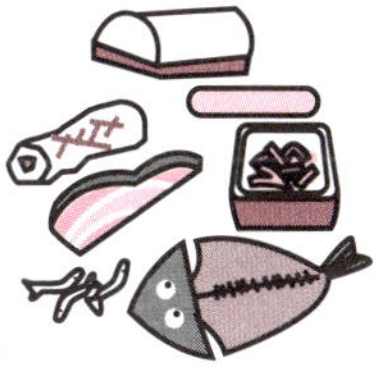	あじの開き	1枚（80g）	0.9g
	塩ざけ	1切れ（100g）	1.8g
	いかの塩辛	大さじ1（17g）	1.2g
	かまぼこ	1/4本（40g）	1.0g
	ちくわ	小1本（25g）	0.5g
	魚肉ソーセージ	1本（90g）	1.9g
	しらす干し	大さじ1（6g）	0.2g
漬物など 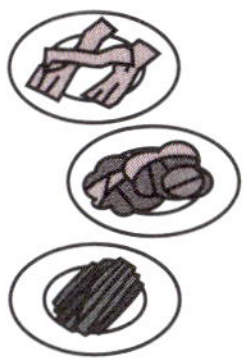	メンマ	10g	0.1g
	ザーサイ	10g	1.1g
	野沢菜塩漬け	30g	0.4g

「5訂　日本食品標準成分表」より

食事療法の実際

減塩しながらおいしく食べるコツ

薄味の料理に少しずつ舌を慣らす

日本人が1日にとる食塩相当量は、平均10・4g（平成23年国民健康・栄養調査報告）です。腎臓病の食事療法では塩分摂取量を1日6g以下に抑えるのが理想ですが、多くの人にとって、こうした食事はもの足りなく感じられるはず。食事療法は、続けることに意味があります。最初から頑張りすぎると、ストレスに苦しめられたり、我慢の反動で食事療法が続かなくなったりすることも。数週間かけて薄味に慣れるつもりで、少しずつ塩分摂取量を減らしていきましょう。

塩味以外の味でアクセントをつける

薄味のおかずをおいしくするポイントは、調味料や食材を上手に使って味にアクセントをつけること。酸味や辛味はもちろん、だしなどのうまみや油のコクも、満足度を高めるのに役立ちます。このほか、香味野菜やスパイスなどで香りに変化をつけるのもよい方法です。また、さまざまな食材を使うことで、味の幅も広がります。旬の食材を積極的にとり入れ、素材そのものの味を楽しみましょう。

ここが大事!!

●1品は薄味ではないものを

薄味の食事がもの足りない人は、1日に1品、好みの味のおかずをとり入れてみましょう。塩分の摂取量は、1日単位でバランスをとればよいので、塩味をきかせたものを食べても、その分、ほかのおかずの塩分を減らせば問題はありません。たとえ少量でも、好きなものを食べることは満足感アップにつながります。食事の楽しさも増し、食事療法のストレス軽減にも役立つでしょう。

■減塩料理のおいしさをアップさせるコツ■

辛味をプラス

唐辛子、からし、わさび、豆板醤、ゆずこしょうなど

辛味と同時に香りも加えられるものが多い

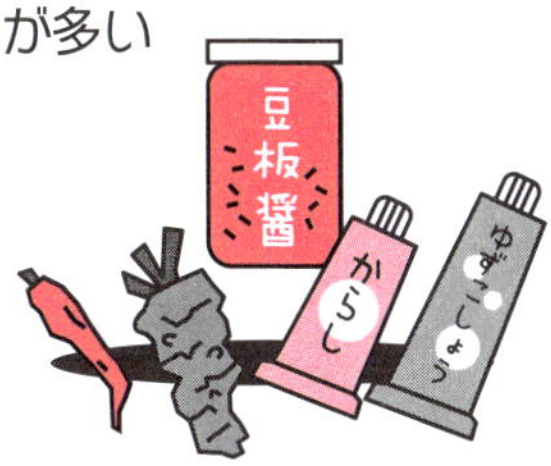

酸味をプラス

酢、かんきつ類の果汁など

料理との相性や好みによって使い分けると、味の幅も広がる

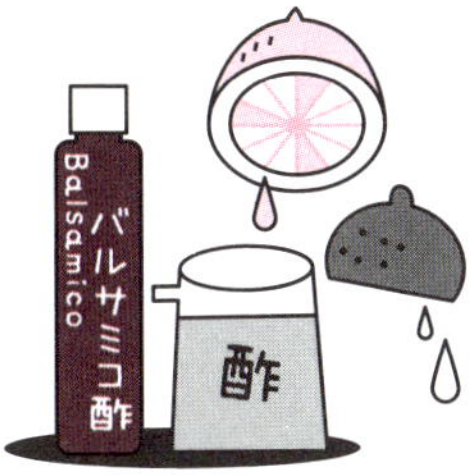

コクをプラス

油、バターなど

少量でも油脂を加えると、料理の味に深みが出る風味が異なる油を使い分けるとよい

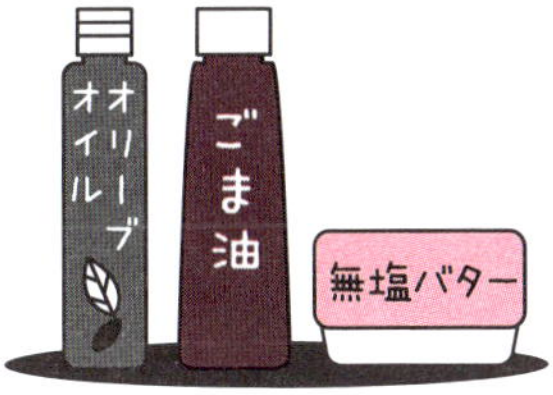

うまみをプラス

だし汁やスープ、削り節など

うまみがきいていると薄味でも味がぼやけないので、だしは濃いめにとるのがおすすめ

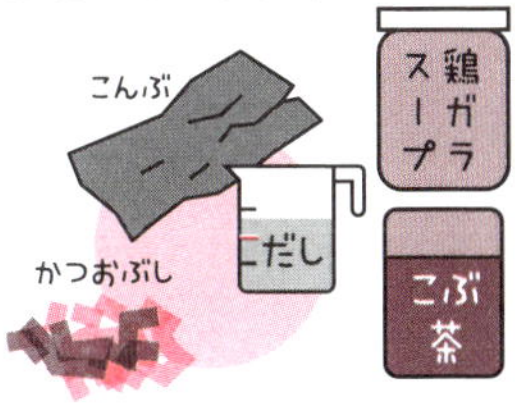

香りをプラス

香味野菜、スパイスなど

和洋の香味野菜で、料理に風味をプラス。スパイス類も好みのものをそろえておき、料理に合わせて組み合わせを変えて使うなどの工夫を

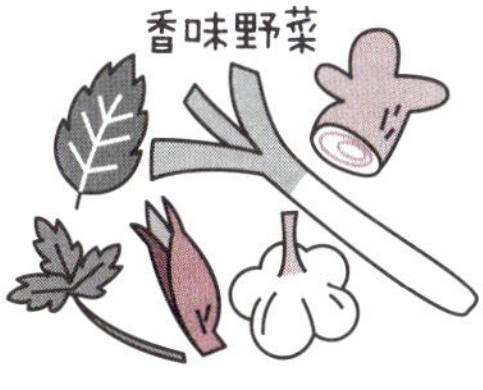

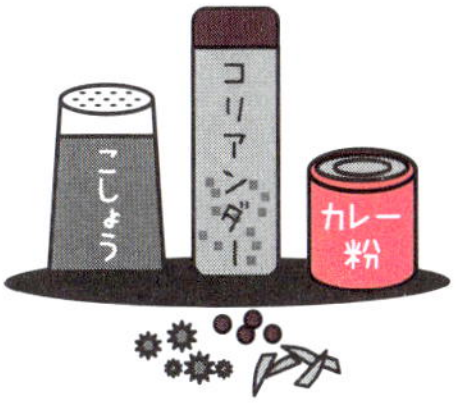

香味野菜

にんにく、しょうが、ねぎ、みょうが、青じそ、三つ葉、ハーブなど。ハーブ類は、ドライのものが便利

スパイス

こしょう、カレー粉、コリアンダー、クローブ、クミンなど。ドライのものが多く市販されている

食事療法の実際

低たんぱく食のポイント

良質のたんぱく質は動物性食品に多く含まれる

たんぱく質の摂取量を制限する食事療法では、「良質のたんぱく質を少量とる」ことが基本です。**良質のたんぱく質**とは、体内で合成できない9種類のアミノ酸をバランスよく含むもののこと（76ページ参照）。たんぱく質の栄養価は「**アミノ酸スコア**」という数値で表され、この数値が100に近いものほど、体内で効率よく利用することができるのです。アミノ酸スコアが100の食品は、肉類、魚、卵、牛乳など。動物性食品にくらべ、植物性食品に含まれるたんぱく質のアミノ酸スコアは高くありません。

たんぱく質の「質」を見きわめる

たんぱく質は人の体に欠かせない栄養素なので、食事から毎日とり入れる必要があります。でも、腎臓病の食事療法では、腎臓の負担を軽くするためにたんぱく質の摂取量を減らさなければなりません（76ページ参照）。限られた量のたんぱく質で体を維持するためには、少量で効率よく働く「良質のたんぱく質」を選んでとることが大切なのです。

ここが大事!!

●食品のたんぱく質量を確認

献立を考えるときに役立つのが、『食品成分表』。さまざまな食品のエネルギー量や栄養成分別の含有量が一覧表になっています。『食品成分表』が使いにくい場合は、『腎臓病食品交換表』（医歯薬出版）を使うこともできます。『腎臓病食品交換表』では、たんぱく質3gを1単位として表示してあり、単位量をもとに食品を選ぶことができます。このほか、『糖尿病腎症用食品交換表』（文光堂）なども低たんぱく食づくりに役立ちます。

■食品のたんぱく質量とアミノ酸スコア■

食品		たんぱく質（食品100gあたり）	アミノ酸スコア
肉・肉加工品 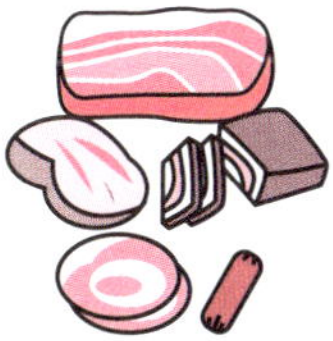	牛肉（サーロイン・脂身なし）	18.4g	100
	鶏肉（もも・皮なし）	18.8g	100
	豚肉（ロース・脂身なし）	21.1g	100
	ロースハム	16.5g	100
	ベーコン	12.9g	95
卵・乳製品 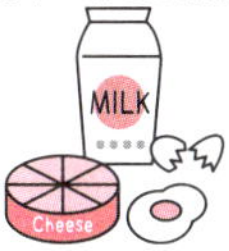	卵	12.3g	100
	牛乳	3.3g	100
	プロセスチーズ	22.7g	91
魚・魚加工品 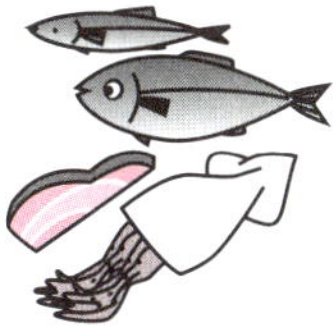	あじ	20.7g	100
	かつお	25.8g	100
	さけ	22.3g	100
	いか	18.1g	71
大豆製品 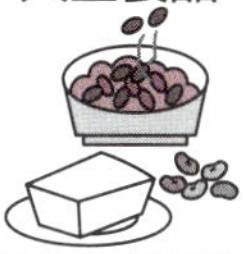	大豆（乾燥）	35.3g	86
	木綿豆腐	6.6g	82
	納豆	16.5g	84
穀類 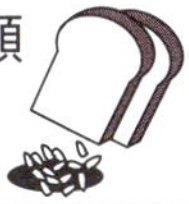	精白米	9.2g	65
	食パン	9.3g	44
野菜 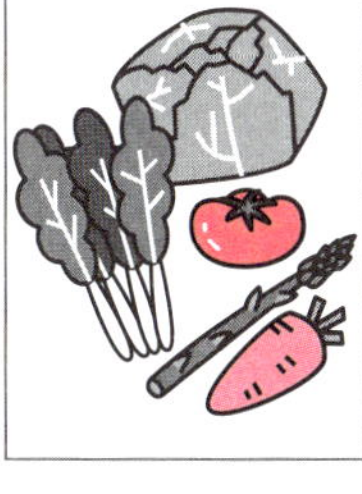	キャベツ	1.3g	50
	小松菜	1.5g	39
	グリーンアスパラガス	2.6g	68
	にんじん	0.6g	55
	トマト	0.7g	48

「5訂　日本食品標準成分表」より

低たんぱく食をボリュームアップするコツ

低たんぱくの野菜で料理をかさ増し

たんぱく質の摂取量を減らすと、どうしても主菜の量が少なくなってしまいます。食事療法とはいえ、あまりにも量が少ない食事はわびしいもの。たんぱく質の摂取量を増やさずにおかずをボリュームアップする工夫をしてみましょう。料理のかさ増しに便利なのが、たんぱく質含有量の少ない野菜。たとえば肉料理なら、しょうが焼きに生野菜を添えるより、野菜たっぷりの肉野菜炒めのほうが食べごたえがあります。ひき肉の量を控えめにして野菜を増量した餃子やコロッケなどもおすすめです。

食事のボリュームアップで食事療法のストレスを軽減

野菜のほか、低たんぱく、低エネルギーのしらたきやこんにゃくも、便利な食材。煮ものや炒めもののほか、パスタに混ぜたり、細かく切ってチャーハンに加えたりするのもおすすめです。「食べたいのに食べられない」という状況が続くのは、精神的なダメージが大きいもの。食事療法を無理なく続けるためにも、食事をボリュームアップする工夫が欠かせません。

ここが大事!!

●見た目のボリュームも大切

「食べられない」というストレスを軽減するためには、見た目のボリューム感も大切です。量の少なさを感じさせないよう、料理は小さめの器に盛りつけます。お肉や魚は厚くて小さいものより、薄くて大きいものを選びましょう。また、骨付きのお肉もおすすめの食材。骨がついている分、お肉が大きく見えるうえ、食べごたえも十分です。料理の種類にもよりますが、野菜も大きめにカットしたほうがボリューム感が出ます。

■ボリュームアップのポイント■

低たんぱくの野菜をたっぷり使う	料理のかさを増やすことを意識する	料理のかさ増しには、しらたきやこんにゃくがおすすめ！

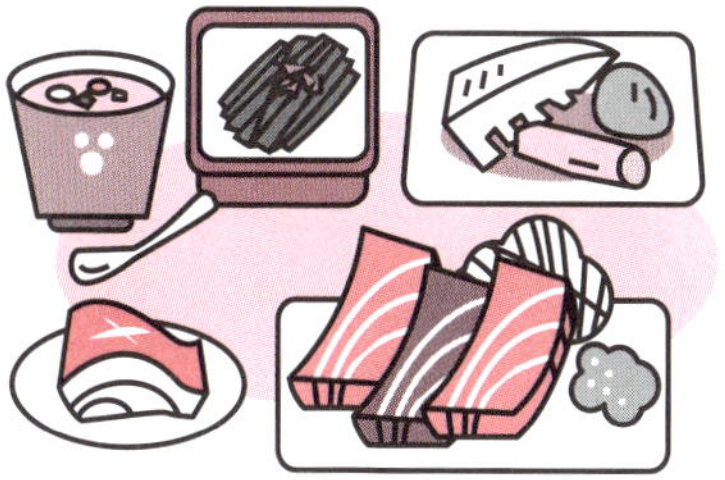

小さめの器を使う

量の少なさを感じさせないため、小さめの器に盛りつける

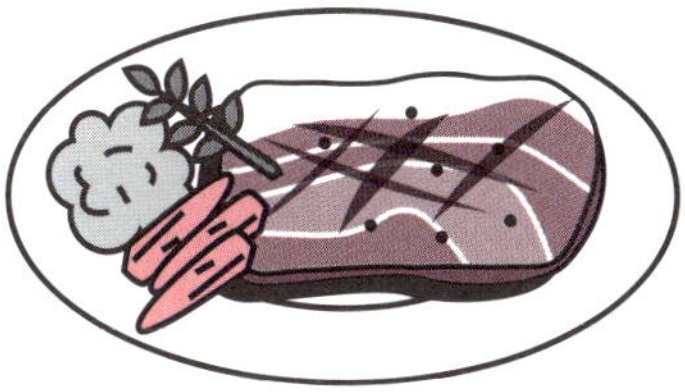

お肉や魚は表面積を重視

厚くて小さいものより、薄くて大きいものを。盛りつけたとき、量が多く見えることが大切

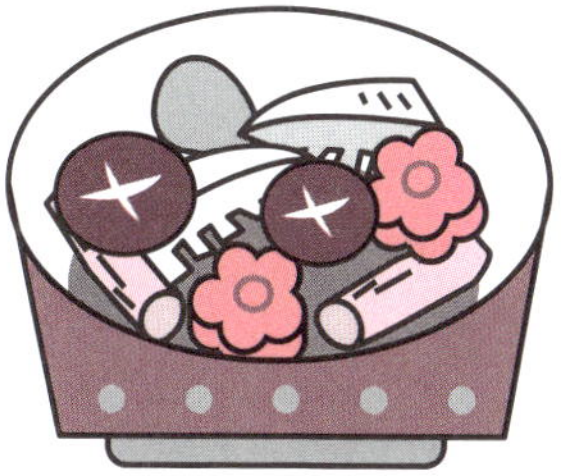

野菜類は大きめに切る

大きめに切ると、見た目のボリューム感がアップ。かむ回数も増えるため、少量で満腹感を得ることにもつながる

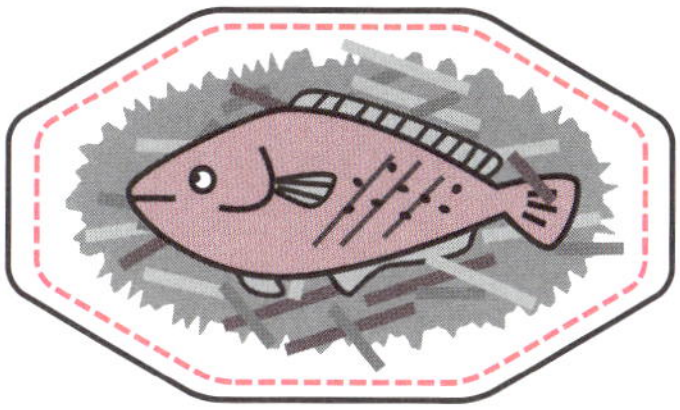

お肉や魚を見せる盛りつけを

炒めものや煮ものはお肉や魚を表面に出すように盛りつけ、「見た目の量」を増やす

食事療法の実際

低たんぱく食によるエネルギー不足を防ぐ

たんぱく質を減らすとエネルギー摂取量も減る

たんぱく質の摂取量を減らすと、それに伴ってエネルギーの摂取量も減ります。低たんぱく食は腎臓の負担を軽減するのに有効ですが、体を維持するには健康な成人と同程度のエネルギーが必要なため、たんぱく質以外のものからエネルギーを補わないと、栄養障害を起こす可能性があります。

不足分のエネルギーは脂質と糖質で補う

たんぱく質の制限によって不足するエネルギーは、炭水化物（糖質）と脂質で補います。ただし、炭水化物が含まれる食品の多くにはたんぱく質も含まれているため、単純に主食の量を増やすとたんぱく質の摂取量も増えてしまいます。腎臓に負担をかけずにエネルギーを補うコツは、たんぱく質を含まない油脂や砂糖を上手に使うこと。炒めものや揚げものを増やす、パンにはジャムを塗るなど、調理法や食べ方を工夫してみましょう。ただし、糖尿病や脂質異常症などの人は糖質や脂質のとり方にも注意が必要となります。医師や管理栄養士に相談し、適切な方法を指導してもらいましょう。

ここが大事!!

●おやつでエネルギー補給も

エネルギー摂取量を増やす必要がある人は、3食に加えておやつを食べてもかまいません（糖尿病や脂質異常症の人は、事前に専門家に相談する）。おすすめは、寒天で作ったゼリーや、季節のフルーツなど。砂糖や果物に含まれる果糖は糖質が豊富で、エネルギーの補給に役立つからです。反対に避けたいのが、ケーキやクッキーなど。卵やクリームなどが使われているため、たんぱく質の摂取量が増えてしまうからです。

■エネルギー補給のコツ■

調理法を工夫する

炒める、揚げるなど、油を使った調理法をとり入れる

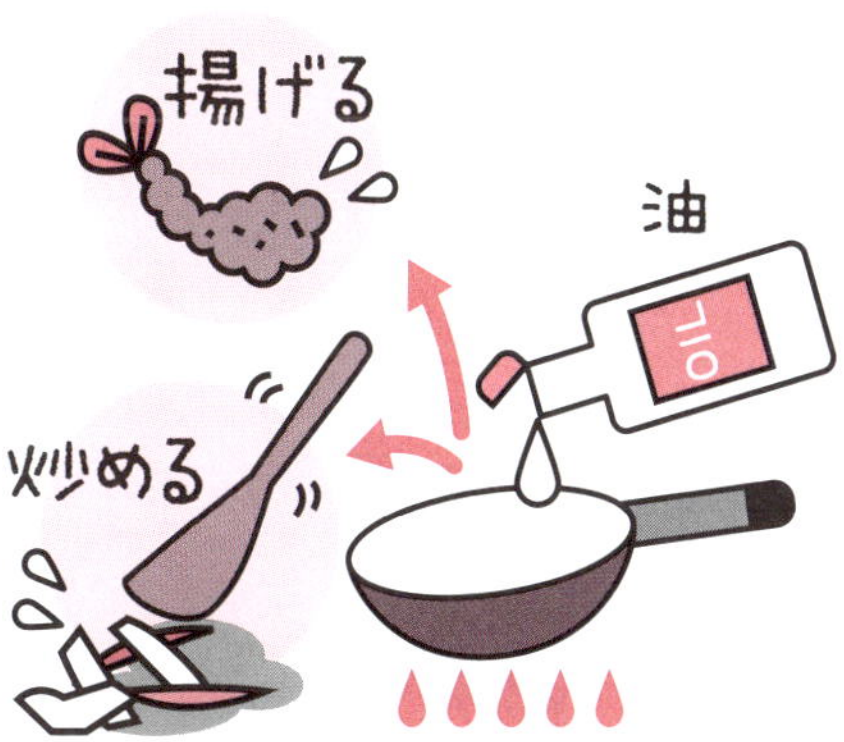

揚げものの吸油率

素揚げ　3〜8%
から揚げ　6〜8%
天ぷら　15〜25%
フリッター、フライ　10〜20%

吸油率が高いほど、高エネルギーに！

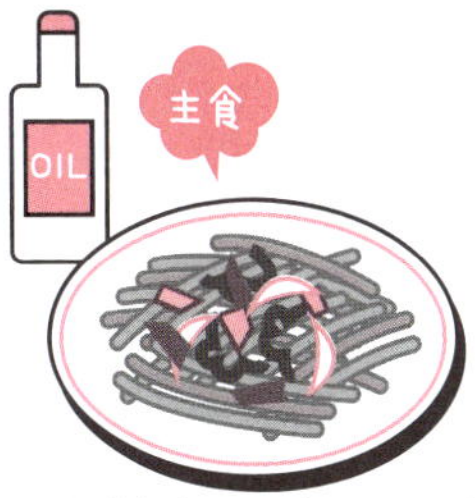

ピラフや焼きそばなど、主食に油脂を使う

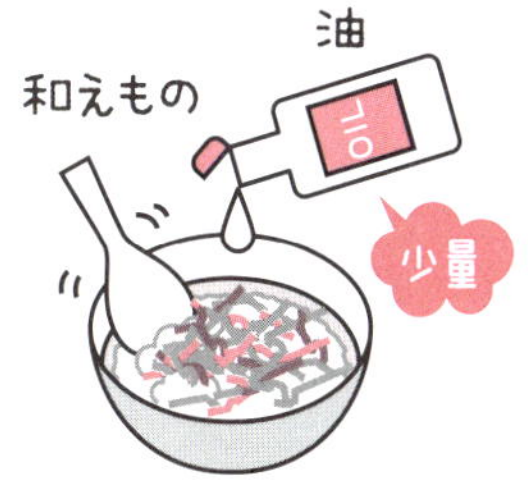

和えものなどにも少量の油を加える

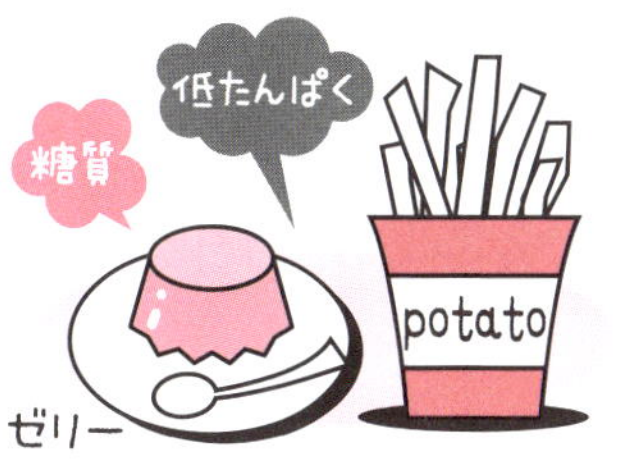

3食に加えておやつを食べる。低たんぱくで、糖質を補給できるものがよい

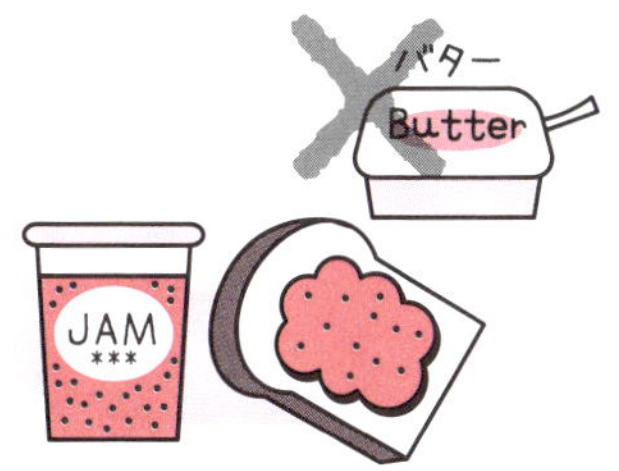

パンには、バターではなくジャムを添える

卵、クリーム、バターなどを使った焼き菓子などは、たんぱく質を含むので避ける

食事療法の実際

カリウムの摂取量を減らすコツ

カリウムは多くの食品に含まれる

血液中のカリウム濃度が高くなりすぎる「**高カリウム血症**（80ページ参照）」の兆候が現れると、塩分やたんぱく質に加え、カリウム摂取量の制限も必要になります。カリウムはほとんどの食品に含まれているミネラルで、なかでも野菜や豆類、果物などに含有量が多くなっています。

ゆでたり水にさらしたりで摂取量を減らす

カリウムは水溶性なので、摂取量を減らすためには、食材を水にさらしたりゆでたりするのが有効です。野菜はたっぷりの水でゆでたあと水にとり、表面にとけ出したカリウムを洗い流します。その後、十分に水気をきりましょう。生で食べる野菜も、水にさらすことでカリウムを減らすことができます。ゆでる場合も生で食べる場合も、薄切りやせん切りにして水に触れる面積を増やすと、より多くのカリウムをとり除くことができます。また、野菜のゆで汁にはカリウムが溶け出していますので、汁ごと食べる料理を作る際は、別の鍋で野菜を下ゆでしてから加えるようにしましょう。

ここが大事!!

●野菜以外のカリウムにも注意

カリウムは、果物にも多く含まれています。果物はゆでたり水にさらしたりするのに適さないため、日ごろから食べ過ぎないように注意しましょう。ただし、果物のカリウムは缶づめにすると大幅に減ります。カリウム摂取量の制限が厳しくなったら、缶づめの果物を食べるようにするとよいでしょう。また、健康補助食品の中にもカリウムを多く含むものがあります。利用する際は、必ず成分表示の確認を。

カリウムを減らす調理のコツ

水にさらす

ゆでる

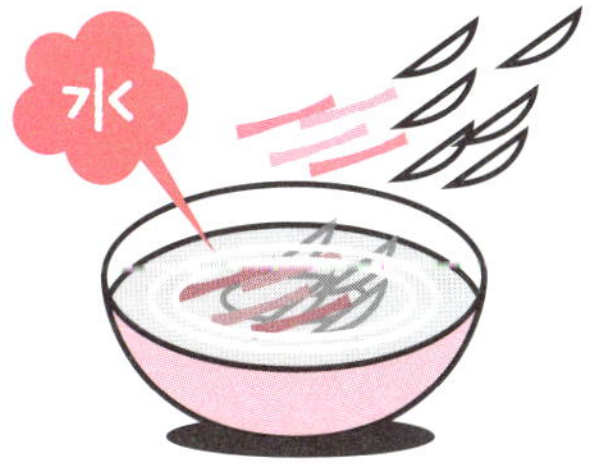

野菜を小さく切る

カリウムは水溶性なので、水やゆで汁の中に溶け出す

水に触れる面を増やすことで、溶け出すカリウムの量が増える

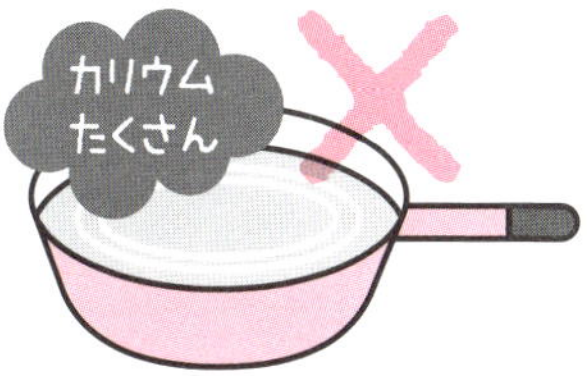

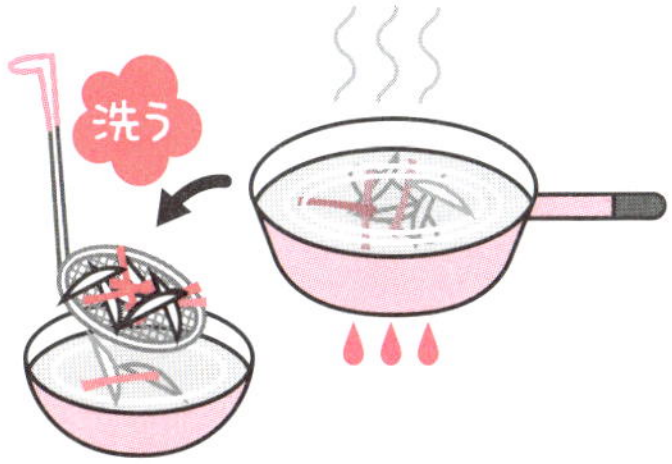

ゆで汁は捨てる

野菜のゆで汁にはカリウムが溶け出しているので、調理には使わずに捨てる

ゆでたあと洗う

ゆでた野菜はいったん水にとり、表面に溶けだしたカリウムを洗い流す

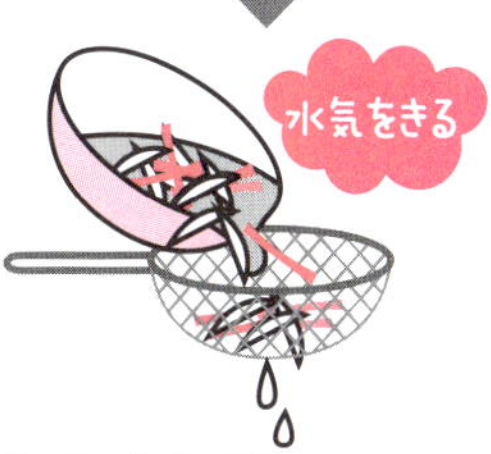

水気をよくきる

野菜の表面の水分にはカリウムが含まれているので、十分に水気をきる

ほうれんそうなどの葉ものは、手でしぼって水分をとる

ゆでてもカリウムが減らない野菜もある

かぼちゃ、グリーンピース、とうもろこし、大根、里いも、じゃがいも、枝豆などは、ゆでてもカリウムの含有量があまりかわらない

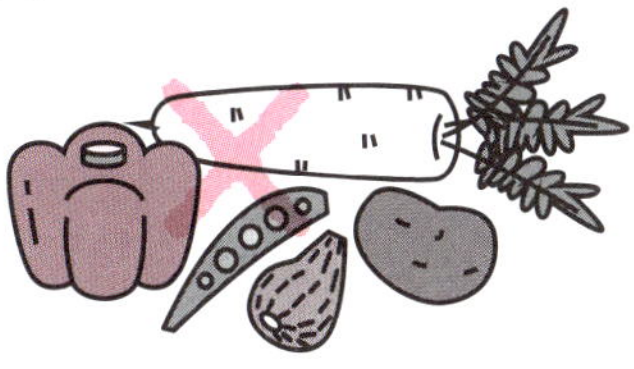

食事療法の実際

食事療法をサポートする治療用特殊食品

含有成分を調整した治療用特殊食品を利用

食事療法の目的は、食材選びや調理法を工夫した食事によって病状を改善していくことです。しかし、塩分やたんぱく質摂取量の制限が厳しくなると、指示どおりに続けるのが難しくなったり、とるべき栄養成分とエネルギー量のバランスがとりにくくなることがあります。そんなときは、食材の一部を「**治療用特殊食品**」におきかえてみるのもよい方法です。治療用特殊食品とは、病気の治療のために成分を調整した食品のこと。用途によって、「**食塩調整用食品**」「**たんぱく質調整用食品**」「**エネルギー調整用食品**」「**リン調整用食品**」の４種類に分けられます。

主食のたんぱく質を減らし主菜を充実させる

治療用特殊食品を使うメリットは、栄養バランスを整えやすくなることと、食事療法によるストレスを軽減できること。たとえばたんぱく質の制限が必要な場合、主食をたんぱく質調整用食品にかえれば、主食からとるたんぱく質を大幅に減らせます。その分、主菜の量を増やし、食事の満足度を高めることができるのです。

ここが大事!!

●一食あたりのたんぱく質量

たとえば慢性腎臓病のステージがG３a～G３bで身長１７０㎝の人の場合、１日のたんぱく質摂取量は51～64ｇ（17、72ページ参照）。これを３回に分け、さらに主食や副菜に含まれるたんぱく質も考えると、１回の食事で主菜からとれるたんぱく質は15ｇ弱程度。食材におきかえると、豚もも薄切り肉2枚ほどです。主菜の量を増やすには、主食からとるたんぱく質を減らすことが有効です。

■治療用特殊食品のいろいろ■

【たんぱく質調整用食品】

エネルギー量は保ったまま、たんぱく質の含有量を減らした主食類。ごはん、パン、うどん、そば、スパゲッティなどがある

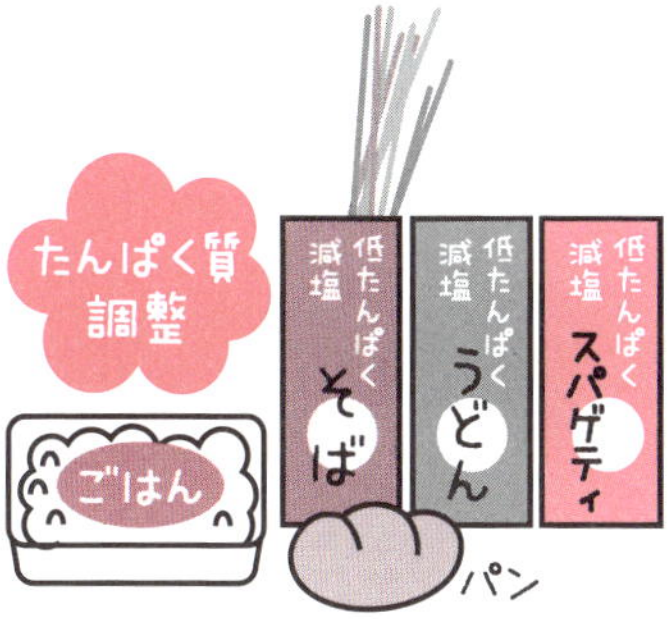

【食塩調整用食品】

通常より塩分を減らした調味料など。しょうゆ、みそ、めんつゆ、スープの素、だしの素など、さまざまなものがある。塩分に加え、カリウムやたんぱく質の含有量もカットされているものもある

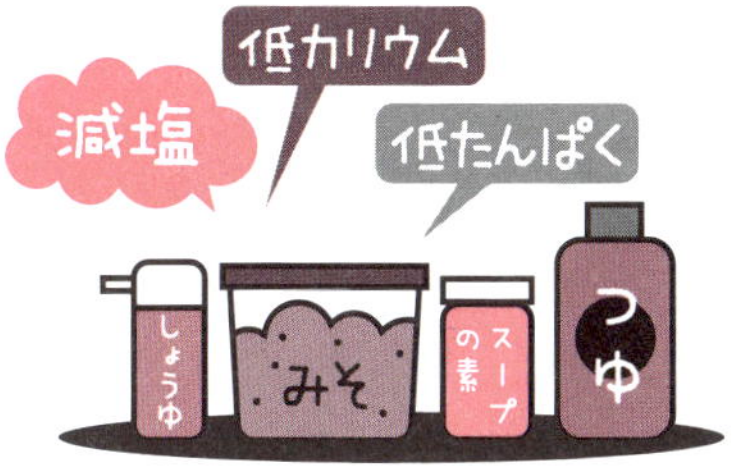

同じ用途でも、さまざまなタイプの食品がある。医師や管理栄養士と相談しながら、自分に合ったものを選ぶとよい

【リン調整用食品】

高リン血症対策として、透析を行っている人を中心に利用されるもの。乳製品などが多い

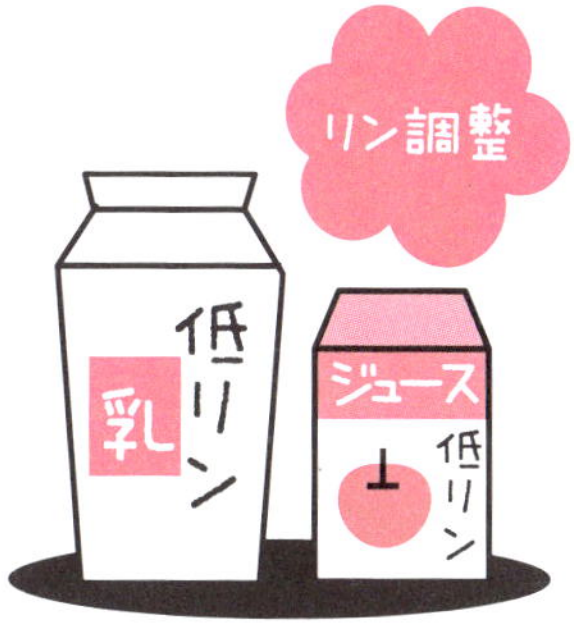

【エネルギー調整用食品】

低たんぱく食によるエネルギー不足を補うためのもの。炭水化物やでんぷん、または油脂が主成分。粉末やゼリー、菓子類などがある

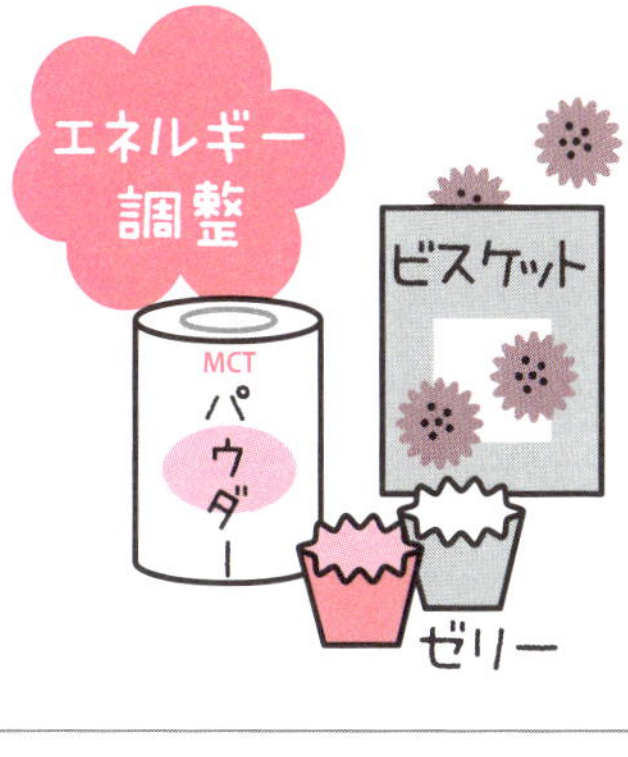

食事療法の実際

外食の注意とコツ

塩分やたんぱく質量に注意してメニューを選ぶ

腎臓病の食事療法のポイントは、病状に応じて塩分やたんぱく質、カリウムなどの摂取量を調節すること。原則として「食べてはいけない食品」はないので、外食や旅行先の食事なども楽しむことができます。ただし、外食のメニューは料理に使われている食材の種類や量が正確にわからないため、自宅での食事にくらべてコントロールが難しくなります。塩分やたんぱく質などのとり過ぎを防ぐため、メニュー選びのコツを知っておきましょう。

丼ものやめん類は要注意

外食する場合、できれば避けたいのが、丼ものやめん類です。どちらも塩分が多く、丼ものはたんぱく質も多すぎるものがほとんど。丼ものより味や量の調整がしやすい定食を選び、めん類は汁やスープを飲まないようにしましょう。また、クリームソースなど、メインの食材以外に使われているたんぱく質も見落とさないように注意が必要です。野菜料理は、カリウムが多く含まれる生野菜サラダより、加熱調理したものがおすすめです。

ここが大事!!

●オーダーのコツ

塩分やたんぱく質が多いものを食べるときは、オーダーする際、通常のひとり分より量を減らしてくれるように頼んでみましょう。食べ過ぎを防ぐためには、出されたものを半分残すより、最初から量を減らしてもらったほうが確実です。食材のムダをなくすことができるので、店にもメリットがあります。ソースやドレッシングなども、料理にかけてしまわず、添えて出してくれるように頼んでみるとよいでしょう。

■外食メニューの塩分·たんぱく質量の例■

メニュー	食塩相当量	たんぱく質	メニュー	食塩相当量	たんぱく質
カツ丼 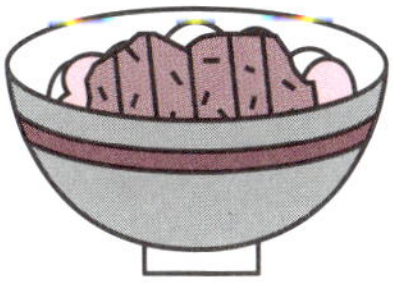	3.6g	34.1g	親子丼 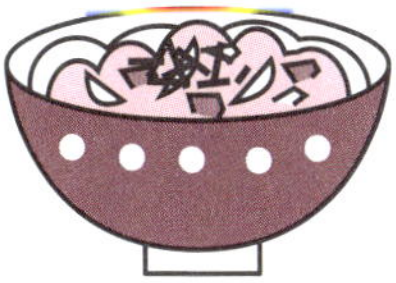	2.5g	20.3g
チャーシューメン 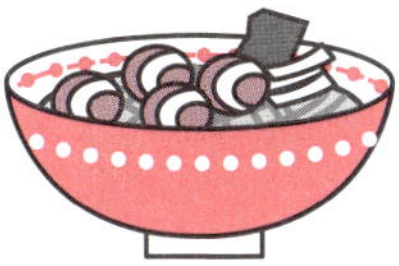	5.5g	22.5g	天ぷらうどん 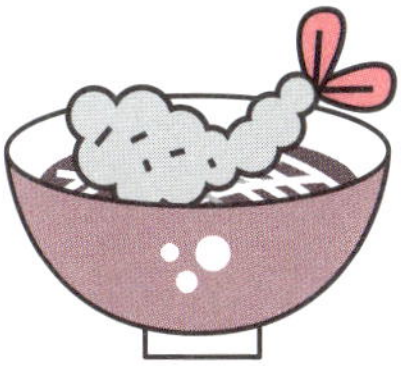	4.9g	21.8g
にぎりずし（1人前） 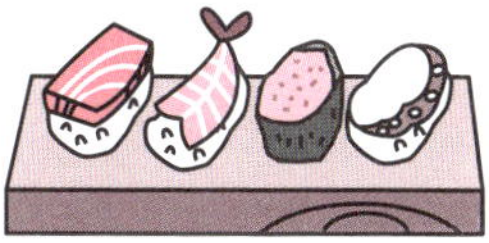	3.7g	21.6g	ミックスサンド（1人前） 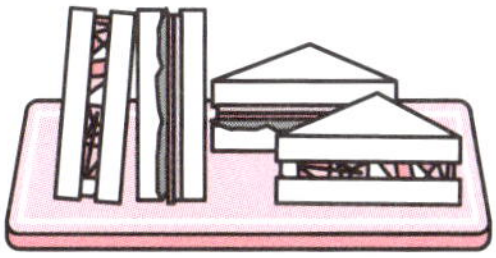	3.2g	20.8g
ハンバーガー（1個） 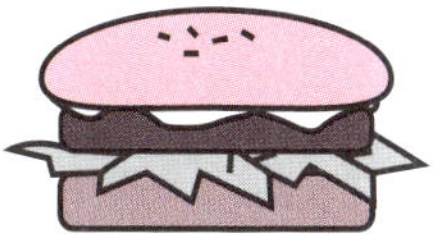	2.5g	20.7g	クリームシチュー 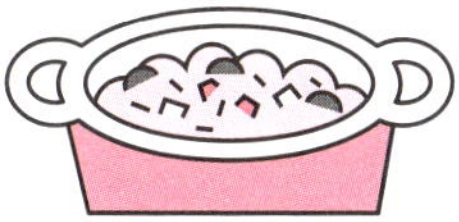	1.5g	19.8g
さんまの塩焼き 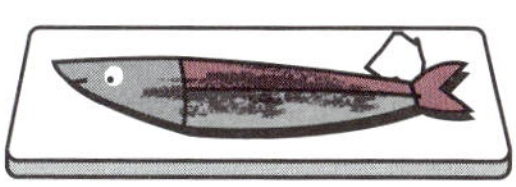	1.3g	12.4g	茶碗蒸し 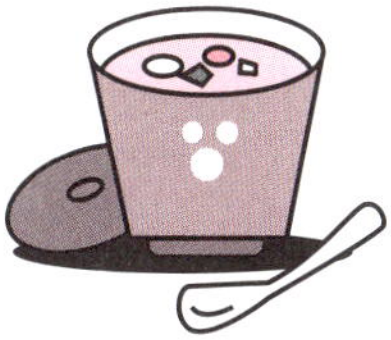	1.3g	7.3g

『「食事バランスガイド」を活用した栄養教育·食育実践マニュアル』公益社団法人日本栄養士会監修（第一出版）より

食事療法の実際

中食の注意とコツ 表示の見方

栄養成分の表示を確認

調理ずみの惣菜や弁当などを選ぶ際は、必ず栄養成分の表示をチェックします。加工食品の栄養成分表示は法律で義務づけられたものではありませんが、多くのものに表示されています。また、表示する場合は「エネルギー(熱量)、たんぱく質、脂質、炭水化物(糖質、食物繊維の2項目に分けてもよい)、ナトリウム」の5項目を、この順序で記載することが決められています。たんぱく質やナトリウムの量をチェックし、ナトリウムは食塩相当量におきかえて摂取量を把握する習慣をつけましょう(86ページ参照)。

「減塩」などの強調表示の意味

加工食品には「減塩」「塩分控えめ」などと書かれているものがありますが、こうした表示が認められるのは、その食品100gに含まれるナトリウムが120mg以下の場合。5mg以下なら「塩分ゼロ」と表示することができます。また「食塩無添加」は、調味料として食塩を加えていないという意味。原料には塩分が含まれていることがあります。

ここが大事!!

●塩分を調整しやすいものを

スーパーやデリの惣菜など、店内でつくり販売されている加工食品には、原材料や消費期限なども表示義務がありません。そのため、栄養表示のないものがほとんどです。選ぶ際に覚えておきたいのは、惣菜類は冷めてもおいしく感じられるように塩分が高めになっているものが多いということ。できれば1品は、ドレッシングが別添えのサラダなど、塩分摂取量を調節しやすいものを選びましょう。

栄養成分の見方

ちらしずし 小 1パックあたり	
エネルギー	455kcal
たんぱく質	19.4g
脂質	5.7g
炭水化物	78.3g
ナトリウム	1.4g

チェック1
栄養成分の単位量を確認する

チェック2
たんぱく質の含有量。多すぎる場合は、たんぱく質を多く含む食材や主食の量を減らして調節する

チェック3
ナトリウムの含有量。「ナトリウム（mg）×2.54÷1000＝食塩相当量（g）」の式に当てはめて食塩相当量を把握する

強調表示の意味

塩分（ナトリウム）が少ない ことを強調する表示

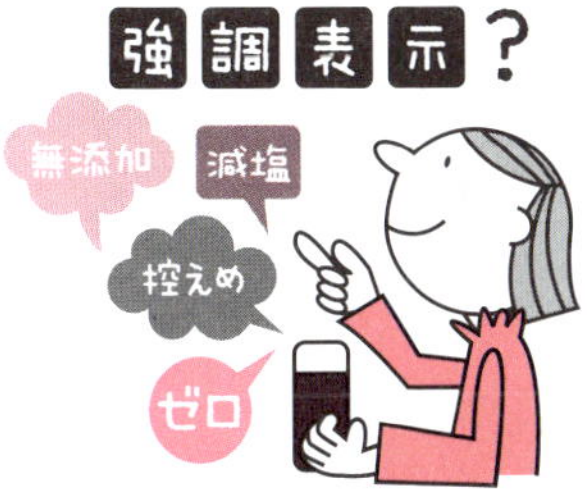

低塩	塩分控えめ
減塩	塩分オフ

など

食品の可食部100g（100mℓ）あたりのナトリウム量が120mg以下

塩分（ナトリウム）が含まれていない ことを強調する表示

塩分ゼロ　など

食品の可食部100g（100mℓ）あたりのナトリウム量が5mg以下

「塩分ゼロ」などの表示があっても、ナトリウムがわずかに含まれているものもある

加工の際に塩分を加えていない ことを表わす表示

食塩無添加　など

加工前の原材料に塩分が含まれていることがあるので、「食塩無添加＝塩分ゼロ」ではない。ナトリウム含有量が100g（100ml）あたり0.5mg以上ならナトリウム量が表示されるので、栄養成分表示を確認する

慢性糸球体腎炎の食事療法

腎機能の低下が軽度なら減塩だけでよい

慢性糸球体腎炎は、病状が進むと慢性腎不全にいたることがあります。そのため、早い段階で適切な食事のコントロールを始めることが大切です。食事療法の基本は、減塩、低たんぱく食、摂取エネルギーのコントロールの3点。ただし腎機能の低下が軽度なら、塩分摂取量に気を配る程度ですむこともあります。この場合の塩分摂取量は、健康な成人が生活習慣病の予防のために行うのと同じ程度で、それほど厳しいものではありません。ただし、高血圧やむくみが見られる場合は、塩分摂取量をさらに減らす必要があります。

病状が進むとたんぱく質の制限も必要に

腎機能の低下が認めらるときや病気がさらに進むことが考えられる場合は、塩分に加えてたんぱく質摂取量の制限を行います。たんぱく質の制限と同時に、エネルギー不足を防ぐための工夫も必要になります。たんぱく質を減らした分、脂質や炭水化物（糖質）からの栄養補給を心がけましょう。このほか、腎機能に応じてカリウムやリンの制限も加わることがあります。

ここが大事!!

●減塩で高血圧を防ぐ

慢性糸球体腎炎の進行を遅らせるためには、高血圧の予防・改善が有効です。腎機能の低下が軽度でも減塩が必要なのは、血圧コントロールのためです。また、肥満の人が減量すると、血圧も下がるケースが多いので体重を落とす努力を。ただし、エネルギー不足を起こすようなダイエットは禁物。医師や管理栄養士と相談し、必要なエネルギー量を確保しながら肥満を解消する食事や運動のメニューを考えましょう。

■食事療法の基本■

腎機能の低下が見られる場合
病気の進行が予想される場合

↓

塩分摂取量の制限

病状に応じて塩分質摂取量を制限する

＋

たんぱく質摂取量の制限

病状に応じてたんぱく質摂取量を制限する

↓

エネルギー不足を補う

低たんぱく食による栄養障害などを防ぐ

腎機能の低下が軽度の場合

↓

塩分摂取量の制限

健康な成人が生活習慣病予防のために行うのと同じ程度でよい

↓

慢性糸球体腎炎を悪化させる高血圧を防ぐ

高血圧やむくみが見られる場合は、塩分摂取量をさらに減らす

肥満の解消

・高血圧の予防・改善に役立つ
・腎機能の低下を防ぐ

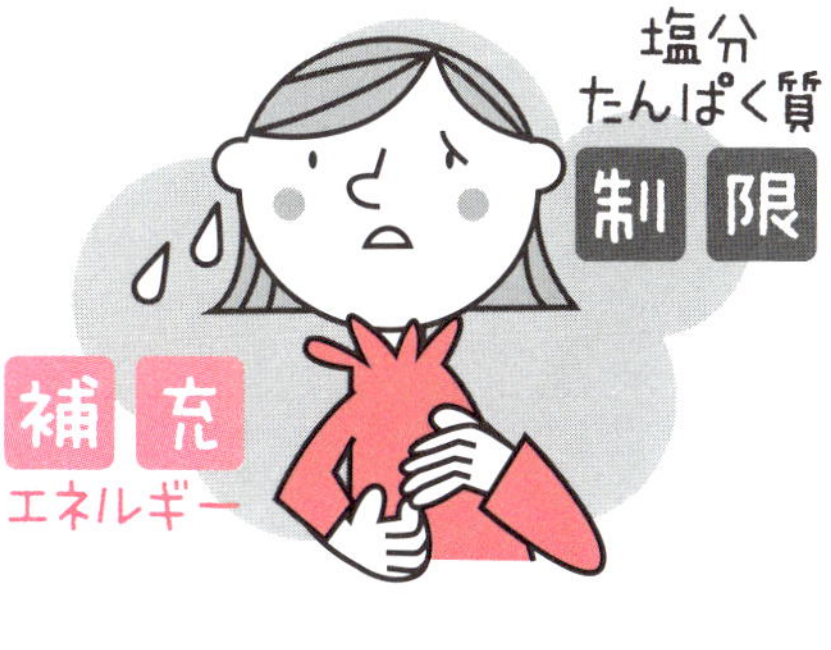

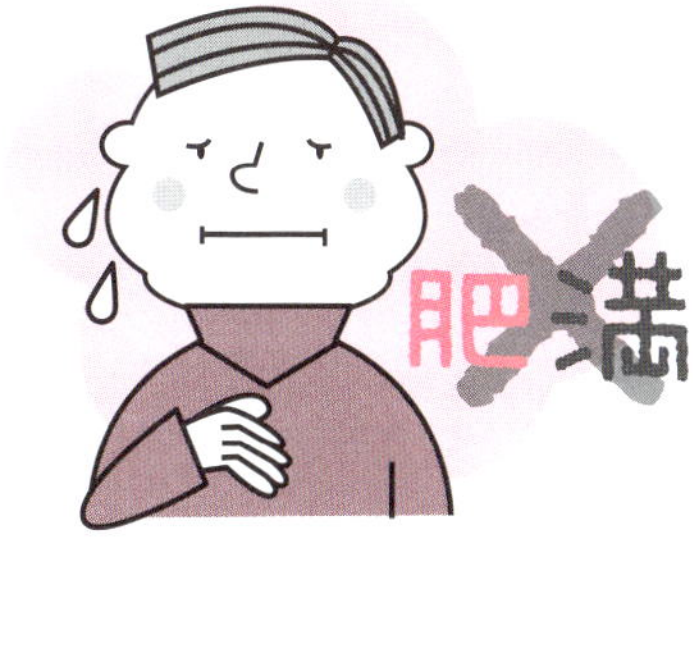

糖尿病性腎症の食事療法

糖尿病の合併症として発症する

糖尿病性腎症は、糖尿病の合併症のひとつです。ただし、糖尿病患者さんのすべてが腎症になるわけではありません。糖尿病性腎症は、進行の度合いによって5つの病期に分けられます。第1～2期といった早い段階なら、食事療法によって腎症を防いだり、発症を遅らせたりすることもできます。

病期によって食事療法の内容が異なる

糖尿病性腎症を防ぐポイントは、血糖値と血圧のコントロールです。

糖尿病性腎症を発症すると、糖尿病に加えて、腎症の治療も行わなければなりません。たとえば、糖尿病の食事療法では血糖値を上昇させる糖質をとり過ぎないようにしますが、糖尿病性腎症の第4期まで病気が進むと、糖質の摂取量を増やすように指導されます。これは、腎臓の負担を軽くするためにも厳しいたんぱく質制限を行わなければならず、低たんぱく食で不足するエネルギーを炭水化物からも補う必要が出てくるからです。また、高血圧がない場合は第3期から、塩分摂取量の制限も行います。

ここが大事!!

●高血糖・高血圧を改善するには

糖尿病性腎症の危険因子には、遺伝的な体質のほか、高血糖と高血圧があります。血糖値と血圧をコントロールすることは、糖尿病性腎症の予防にもつながります。そのために心がけたいのが、栄養バランスのよい食事を規則正しくとること、塩分を控えることなど。また、肥満を改善することも大切です。肥満は糖尿病や高血圧を進行させるだけでなく、腎臓に負担をかける原因にもなるからです。

■糖尿病性腎症の食事療法の基本■

（摂取量はすべて1日あたり）

病期	エネルギー（※1）	たんぱく質	食塩（※2）	カリウム	その他
第1期 （腎症前期）	25～30 kcal／kg	—	制限せず	制限せず	・糖尿病食を基本とし、血糖コントロールに努める ・たんぱく質のとり過ぎに注意する
第2期 （早期腎症）	25～30 kcal／kg	1.0～1.2 g／kg	制限せず	制限せず	・糖尿病食を基本とし、厳格な血糖コントロールを行う ・降圧治療を行う ・たくぱく質のとり過ぎに注意する
第3期-A （顕性腎症前期）	25～30 kcal／kg	0.8～1.0 g／kg	7～8g	制限せず	・厳格な血糖コントロール ・降圧治療、たんぱく制限食
第3期-B （顕性腎症後期）	30～35 kcal／kg	0.8～1.0 g／kg	7～8g	軽度制限	・血糖コントロール、降圧治療、たんぱく制限食 ・むくみの程度、心不全の有無により水分制限
第4期 （腎不全期）	30～35 kcal／kg	0.6～0.8g g／kg	5～7g	1.5g以下	・血糖コントロール、降圧治療、低たんぱく食 ・むくみの程度、心不全の有無により水分制限
第5期 （透析療法期）	透析の方法に応じて、各種制限を行う。水分制限も加わる。 維持透析患者の食事療法に準ずる。				

※1　BMIに基づく標準体重を用いて計算する
※2　高血圧を合併している場合は、第1期～第2期でも6gに制限する

『CKD診療ガイド2009』（日本腎臓学会）より

ネフローゼ症候群の食事療法

薬物治療が効きにくい場合に食事療法が必要

ネフローゼ症候群とは、大量のたんぱく質が尿中に排泄されてしまう状態のこと（20ページ参照）。食事から多量のたんぱく質を補うと代謝によって生じる窒素化合物が増え、かえって腎臓に負担をかけてしまうため、たんぱく質の摂取量を制限する食事療法が行われています。ネフローゼ症候群は、薬物治療の効果が出やすい「**微小変化型ネフローゼ症候群**」と、その他に分けられます。微小変化型ネフローゼ症候群の場合、たんぱく質摂取量の制限は強くありません。

良質なたんぱく質を適量とる

薬物治療の効果が出にくいタイプのネフローゼ症候群の場合は、たんぱく質摂取量の制限を中心とする食事療法を行います。低たんぱく食によってエネルギー不足にならないよう、たんぱく源には良質のたんぱく質を選び、炭水化物（糖質）や脂質からエネルギー補給を心がけましょう。むくみがある場合は、塩分摂取量の制限も必要。むくみがひどい場合は、水分の制限も加わります。

ここが大事!!

●脂質異常症の改善も

ネフローゼ症候群は、脂質異常症を伴います。そのため、脂質異常症を進行させる飽和脂肪酸のとり過ぎに注意が必要です。飽和脂肪酸を多く含む食品は、肉類やバターなど。反対に、オリーブオイルなどの植物油や魚に多く含まれる不飽和脂肪酸は、脂質異常症の改善に役立ちます。ただし、コーン油などに含まれる不飽和脂肪酸の一種・リノール酸は、とり過ぎると善玉コレステロールまで減らしてしまうので、注意が必要です。

■ネフローゼ症候群の食事療法の基本■

（摂取量はすべて1日あたり）

	微小変化型ネフローゼ症候群	その他のネフローゼ症候群
エネルギー	35kcal／kg（※1）	35kcal／kg（※1）
たんぱく質	0.8g／kg（※1）を目標とする	原則は制限なし。ゆるやかな目標として1.0～1.1／kg
食塩	5gで開始し、むくみや高血圧などの病状に応じて調節する	病状により制限する。むくみがあれば0～4gの範囲とするが、むくみが軽減すれば6～7gでよい場合もある
脂質	総エネルギーのうち、25～30%を脂質から摂取する	制限せず
カリウム	血清カリウム値に応じて増減	血清カリウム値に応じて増減
カルシウム	カルシウム製剤によって、300～400mgの補給が必要	制限せず
水分（※2）	制限せず	制限せず

※1　BMIに基づく標準体重を用いて計算する（31ページ参照）
※2　むくみがひどい場合は、水分制限が必要なこともある
日本腎臓病学会『日腎会誌（1998年版）／腎疾患患者の生活指導・食事に関するガイドライン」を基に作成

慢性腎不全の食事療法

腎機能の低下を防ぎ透析療法の開始を遅らせる

末期腎不全とは、慢性腎臓病の重症度を表わすステージが「G5」にあたる状態です（17ページ参照）。この段階の食事療法は、腎機能の低下をできるだけ防ぐことと、排泄されるべき老廃物が体内にたまる「尿毒症」の進行を抑えることが主な目的になります。

食事療法の基本は、減塩、低たんぱく食、摂取エネルギーのコントロールです。また、カリウムやリンの摂取量にも注意が必要。通常、低たんぱく食ではカリウムやリンの摂取量も少なくなるため、とくに制限は必要ありません。低たんぱく食を続けているにもかかわらず血液や尿中のカリウム値やリン値が多い場合は、これらの摂取制限も加わります。

エネルギー不足にならない工夫が必要

慢性腎不全の食事療法では、たんぱく質摂取量の制限が厳しくなるため、エネルギー不足を防ぐ必要があります。主菜には良質のたんぱく質が豊富な食材を使うほか、治療用特殊食品を利用して、たんぱく質やエネルギーのとり方を工夫することも大切です。

ここが大事!!

●エネルギー摂取量の決め方

慢性腎不全では、たんぱく質の摂取量を厳しく制限しなければなりません。少ないたんぱく質を体内で有効活用するためには、十分なエネルギーが必要です。めやすとなるエネルギー摂取量は、体重1kgあたり35キロカロリー。ただし、女性や高齢者ではこれより少ない摂取量で十分なこともあります。実際の摂取量は、体重の増減や食後の空腹感・満腹感、除脂肪量（体脂肪を除いた体重）などを考慮したうえで決められます。

■慢性腎不全の食事療法の基本■

（摂取量はすべて1日あたり）

エネルギー	27～39kcal／kg（※1） 女性や高齢者ではこれより少なく設定されることもある
たんぱく質	0.6～0.8g／kg（※1）を目標とする
食塩	3～6g以下（※2）
脂質	総エネルギーのうち、25%前後を脂質から摂取する
カリウム	1,500mg以下
リン	通常は行う必要はない。尿中リン排泄量500mg／日以上または血清リン値が5mg／日以上の場合、リン制限を行う
カルシウム	カルシウム製剤によって、300～400mgの補給が必要
水分	ネフローゼ症候群を合併している場合、またはCcr15ml／分以下（※3）の場合は尿量+不《ふ》感蒸泄量《かんじょうせつりょう》（息や皮膚から排泄される水分量）とする
その他	食品の選び方に注意し、鉄、亜鉛、銅の欠乏を防ぐ。 水溶性ビタミンが不足する可能性があるので、ビタミン製剤などを服用する

※1　BMIに基づく標準体重を用いて計算する
※2　難治性高血圧やむくみを合併している場合は、4～5gを目標にする
※3　糸球体の機能を調べる検査の数値
日本腎臓病学会『日腎会誌(1998年版)/腎疾患患者の生活指導・食事に関するガイドライン」を基に『慢性腎臓病に対する食事療法基準2007年版』を参考に一部改変

C O L U M N

腎臓病の患者さんの心をサポートするための医学

●透析療法の患者さんは大きなストレスを抱えている

腎不全によって透析療法を受けることになった患者さんは不安、睡眠障害、うつ状態、錯乱・混乱状態、幻想・妄想状態といった精神症状が現れることがあります。また、精神症状はみられないものの、透析療法がいきいきとした生活への障害になっていることが多いのです。たとえば、水分、体重、栄養、服薬などの自己管理が迫られる苦痛からくるストレス、家族・仕事関係者とのトラブル、経済的不安などです。こうしたストレスを回避・軽減するための精神医学が注目されています。

サイコネフロロジーとは「精神腎臓学」あるいは「腎臓精神医学」と訳される医学で、目的は医療関係者が相談や教育・指導を行うことによって、透析療法や腎移植で生じる精神的・心理的問題を解決していこうというものです。そのため、患者さんを中心に透析や腎移植を担当する医師（内科医、小児科医、泌尿器科医、外科医）と精神科医、看護師、医療ソーシャルワーカーなどがチームを組み、患者さんや家族がなんでも相談できる環境をつくっていきます。

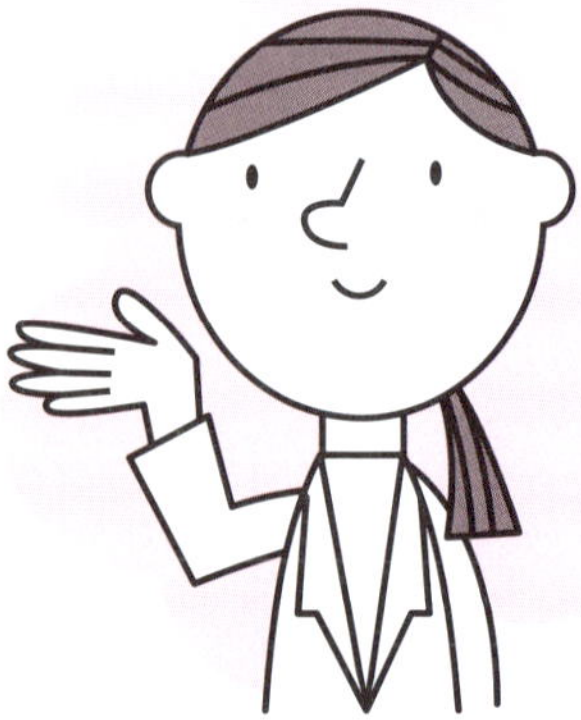

第4章

腎不全の方の日常生活の注意点

透析療法が必要と言われたら

腎臓の働きを代行する透析療法

慢性腎臓病が進行して重症の腎機能障害（末期腎不全）になった場合、腎臓の働きを代行する治療法として、透析療法を行います。

透析療法は、老廃物を多く含む体液を浄化し、余分な水分を除去する方法です。

末期腎不全になると回復の可能性がなく、重大な病気を引き起こすことがあるため、腎機能が健康なときの10％以下に低下すると、透析療法の導入が検討されます。

慢性腎不全になったら透析導入を視野に入れる

一般的に、慢性腎不全になったからといってすぐに透析療法を始めることはありません。しかし、透析が必要と診断された時期に始めないと、その後の治療が難しくなり、生命に関わる場合もあります。生涯続く治療だけに、事前に知識を蓄えておきましょう。

また、重度の尿毒症や心不全、高カリウム血症などの症状が現れたときや、10歳未満の子どもと65歳以上の高齢者に対しては、早急に透析療法が開始されます。

ここが大事!!

●透析療法導入の心構え

透析療法は、生涯にわたって続く治療のため、導入を1日でも遅くしたいというのが、患者さんの願いでしょう。

しかし、導入には適切な時期があります。わからないことや不安なことは医師や看護師に尋ね、積極的に治療に取り組みましょう。

また、透析療法を始めるにあたり、勤務時間の調整や経済的な問題など解決すべき課題がでてきたときは1人で悩まず、医療ソーシャルワーカーに相談してみましょう。

■慢性腎不全の患者さんが透析を導入するめやす■

以下の　①臨床症状　②腎機能　③日常生活障害度の各点数の合計が60点以上の場合を透析導入の基準としている。（血管合併症がある場合は、10点を追加）

①臨床症状

以下の項目で該当する症状が3つ以上あれば30点、2つなら20点、1つなら10点とする

□体液貯留（全身のむくみ、高度な低たんぱく血症、肺水腫）
□体液異常（管理不能な電解質・酸塩基平衡異常）
□消化器症状（吐き気、嘔吐、食欲不振、下痢など）
□循環器症状（重篤な高血圧、心不全、心膜炎）
□神経症状（中枢・末梢神経障害、精神障害）
□血液異常（高度な貧血症状、出血傾向）
□視力障害（尿毒症性網膜症、糖尿病性網膜症）

②腎機能

血清クレアチニン（mg/dℓ）	クレアチニンクリアランス（mℓ/分）	点数
8以上	8以上	30
5~8未満	5~8未満	20
3~5未満	3~5未満	10

③日常生活障害度

□尿毒症のため起床できない	30
□日常生活が著しく制限される	20
□通勤、通学、家庭内労働が困難	10

厚生科学研究・腎不全医療研究班　1991『慢性腎不全透析導入基準』より

透析療法には2つの療法がある

体外で浄化する血液透析と透析液を注入する腹膜透析

透析療法には、血液透析と腹膜透析の2種類があります。

血液透析は、腕の血管に針を刺して血液を取出し、人工腎臓を通して老廃物や余分な水分を除去した血液を再び体内に戻す方法です。通常、週に3回程度通院し、1回に3～5時間かけて透析療法を行います。

いっぽう、腹膜透析は、腹腔内に直接透析液を注入し、腹膜を介して血液中の老廃物や余分な水分を除去する方法です。約30分程度の透析液の入れ替えを、1日3～4回自宅や勤務先で行い、月に1～2回通院します。

血液透析と腹膜透析は相互に切替えできる

現在、透析患者さんの約97％は、透析療法として歴史の長い血液透析を行っています。これは、腹膜の劣化により腹膜透析の期間が約7年以内と限られていることも関係していると思われます。しかし、血液透析と腹膜透析は相互に切替えることが可能で、必要に応じて併用することもあります。まずは透析開始時のライフスタイルなども考慮し、適した方法を選びましょう。

ここが大事!!

●透析療法の役割

透析療法は、腎臓病に対する治療ではなく腎臓に代わってその機能を果たすものです。その役割は主に3つ。

①血液中にたまった老廃物を除去する
②余分な水分や塩分、カリウム、リンを除去する
③血液のｐＨ（ペーハー）を中性にする

つまり、本来腎臓が行う造血ホルモンの分泌やビタミンＤの活性化は代行できないため、これらは薬物療法によって補います。

■血液透析（HD）とは■

腕の血管に針を刺して血液を取出し、人工腎臓を通したきれいな血液を体内に戻す。

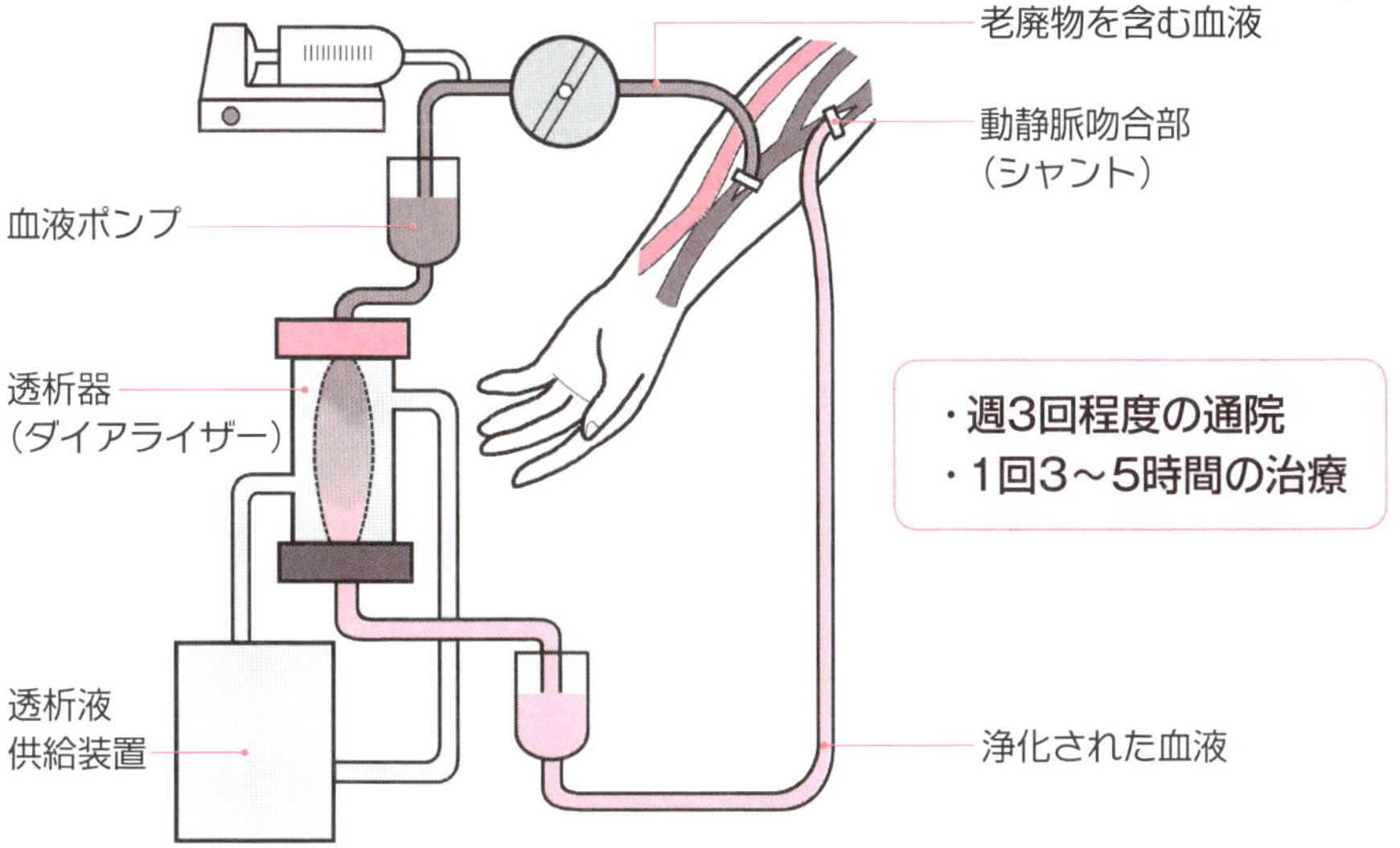

■腹膜透析（CAPD）とは■

腹腔内に透析液を注入して一定時間（5～8時間）貯留し、腹膜を介して血液中の老廃物や余分な水分を除去する

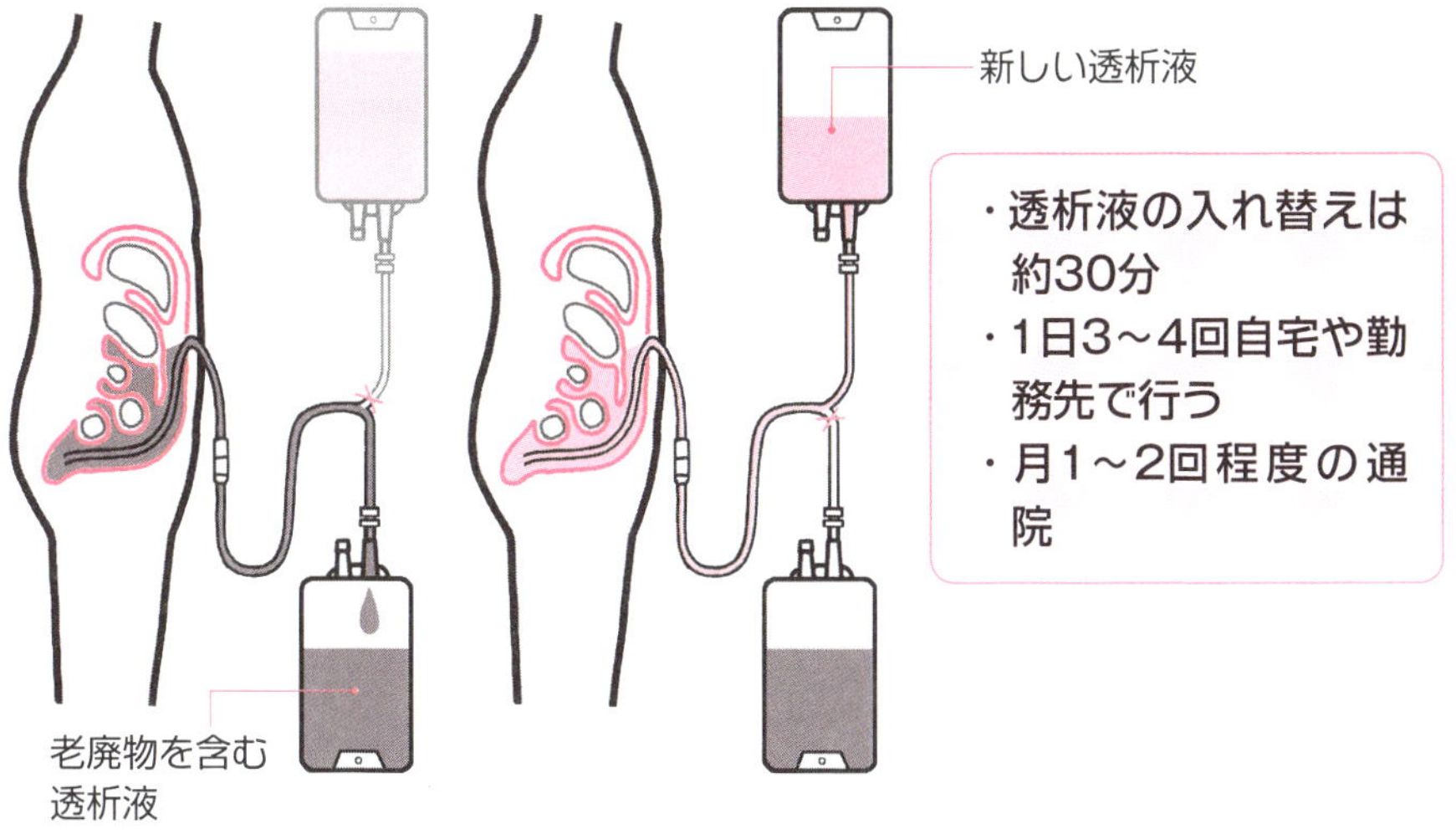

透析療法のメリットとデメリット

医療者が行う血液透析と自由度の高い腹膜透析

前述したように、血液透析は透析設備のある医療機関での治療のため、全面的に医学的なケアを受けることができます。

いっぽう、腹膜透析は、患者さん自身か介護者が行いますが、治療にかかる時間が短く、通院の回数も血液透析より少なくてすむというメリットがあります。

そのほか腹膜透析には、毎日連続して行うため血液透析に比べて体への負担が少ない、食事制限が比較的少ない、透析液の交換以外は旅行なども自由にでき、社会復帰もしやすいなどのメリットもあります。

腹膜透析は特に合併症に注意が必要

QOL（生活の質）の観点からみるとメリットの多い腹膜透析ですが、課題は透析導入によって起こる合併症です。合併症の可能性は血液透析にもありますが、腹膜透析では、長期間の継続によって腹膜が劣化し、被囊性《ひのうせい》腹膜硬化症の発症から腸閉塞を起こすこともあります。腹膜透析の期間が限定されているのはこのためです。

ここが大事!!

●自宅でも血液透析ができる

血液透析において、大きな負担となるのは、透析設備のある医療機関まで頻繁に通院することでしょう。

この問題を解決するのが、在宅血液透析です。

ただし、患者さんと介護者が操作を行うため、十分なトレーニングを受ける必要があり、体調が安定している患者さんでなければできません。

また、水道や電気など、必要な設備が整っていることも条件となります。

■血液透析と腹膜透析のメリットとデメリット■

	血液透析	腹膜透析
メリット	・全面的に医学的ケアを受けられる ・透析効率が良い ・長期間の透析が可能 ・スポーツはシャントを傷つけない限り自由に行える ・日本で最も実績のある治療法	・透析液を交換する時間が短い ・月に1～2回の通院でよい ・毎日連続して行う分、体への負担が少ない ・残っている腎機能を比較的長く保つことができる ・血液透析に比べ、食事制限が比較的少ない ・拘束が少ないため、旅行なども自由にでき、社会復帰しやすい
デメリット	・透析設備のある医療機関に週３回程度通院が必要 ・治療時間が3～5時間かかる ・透析後の疲労感が大きい ・食事制限が多い ・透析施設がないところでの活動が制限される	・患者自身か介護者が行わなければならない ・腹膜劣化による被嚢性腹膜硬化症を予防するため、長くても7年以内でやめなければならない ・腹膜炎やカテーテル感染への注意が必要
その他	・条件さえ整えば、在宅での治療も可能	・日中に交換せずに、就寝中に機械を使って透析液の交換を行うシステムもある

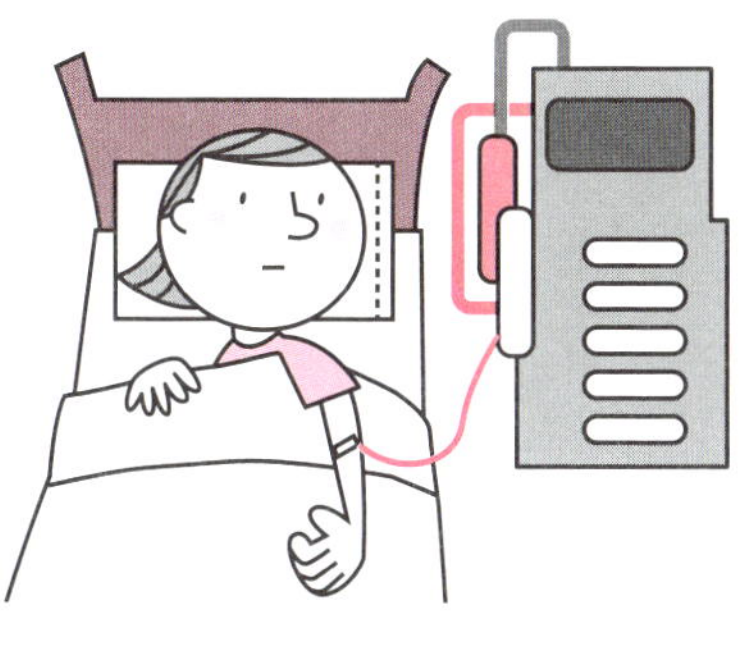

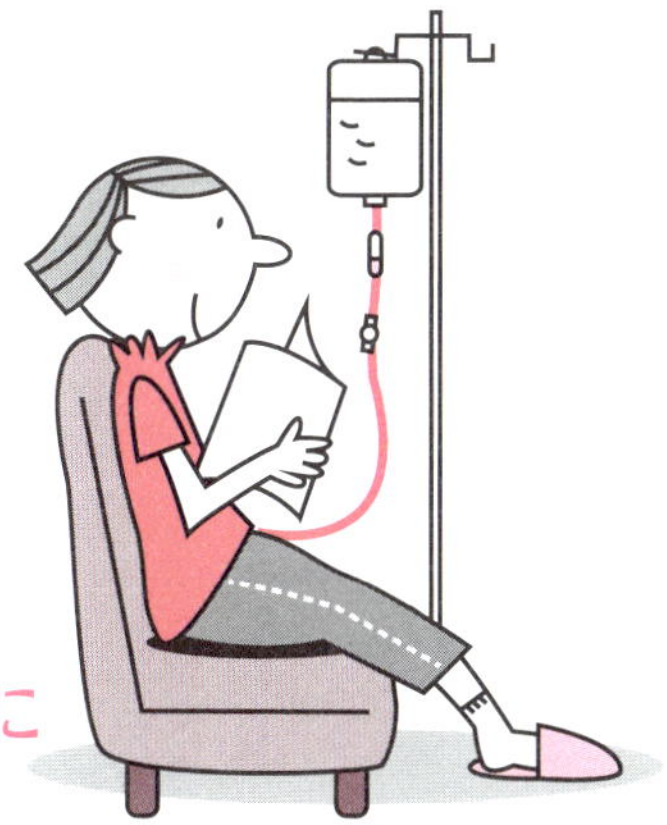

病気の状態や、ライフスタイルなどに適した方法を選びましょう!!

血液透析はどのように行われるか

透析器の透析膜が血液中の毒素を除去する

血液透析のシステムは、主に、透析器（ダイアライザー）と、透析液供給装置によって構成されます。

患者さんの腕から抜かれた血液は、透析器に送られます。

透析器の中には、直径約0・2㎜の管状の透析膜を約1万本束ねたものが入っていて、その周囲を透析液供給装置から送られた透析液が流れています。血液は、この透析膜を通るあいだに、膜の小さな穴から血液中の老廃物などが透析液の方へ除去され、きれいな血液となって体内に戻されます。

透析開始2～4週間前に血液の出入り口をつくる

血液透析では、血液の出入り口（ブラッドアクセス）として、「内シャント」をつくります。これは、手首の動脈と静脈をつないで、動脈の血液が静脈に流れ込むようにするものです。これにより、静脈が太くなり、毎分200～250㎖循環する血液を確保することができます。静脈が太くなるまで時間がかかるため、一般的に、内シャントをつくる手術は、透析開始の2～4週間前に行います。

ここが大事!!

●シャントにも寿命がある

血液透析は長期間の透析ができることが利点の1つですが、シャントにも寿命があります。内シャントは、細くなる、つまる、血管のこぶができる、感染するなどの合併症を起こすことがあります。その場合、一般的には再手術を行いますが、腹膜透析への移行や腎臓移植なども考えられます。

シャントをできるだけ良い状態で持続させ、長持ちさせるためには「シャントの管理」が重要です。

■透析器（ダイアライザー）のしくみ■

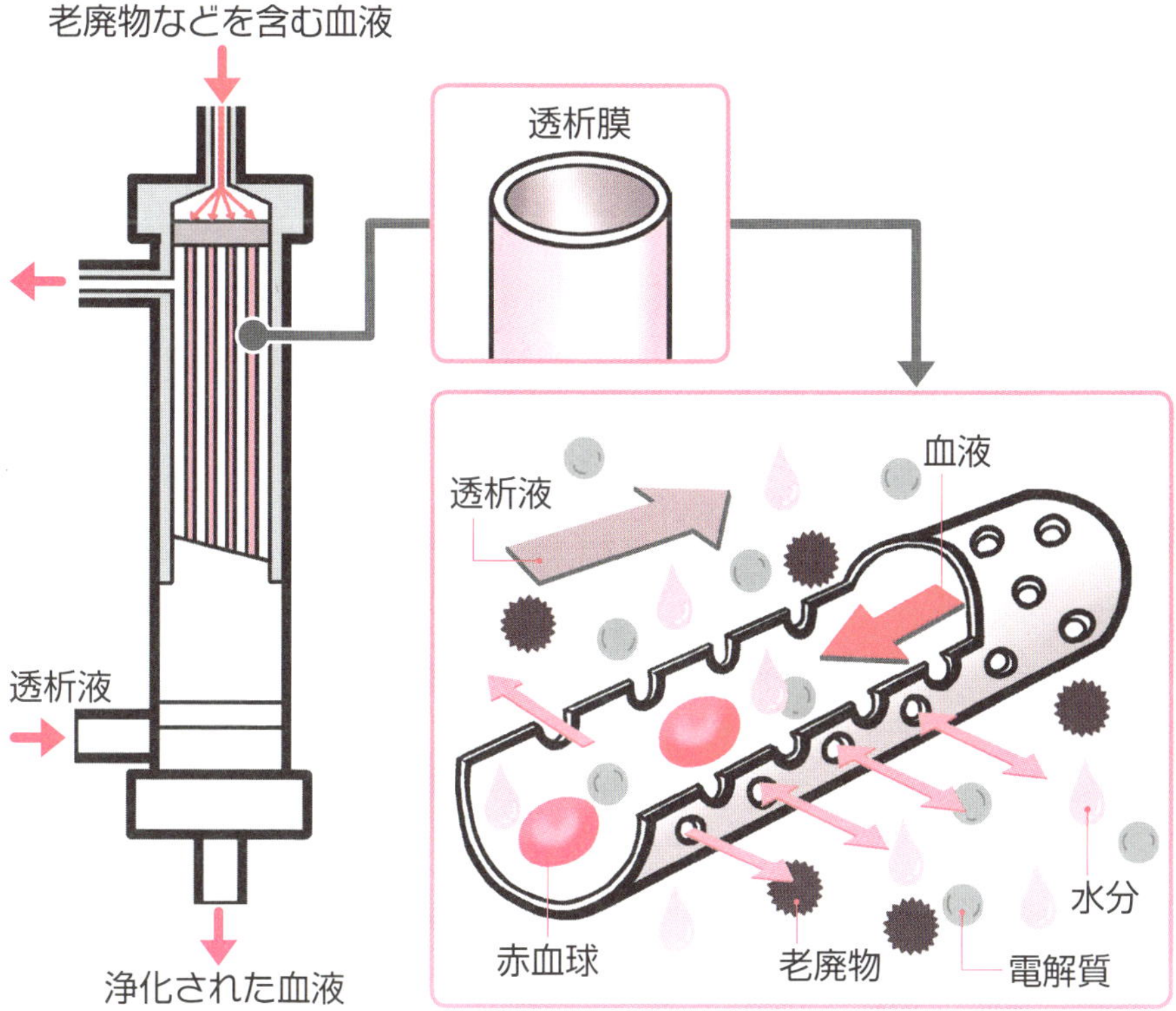

■内シャントとは■

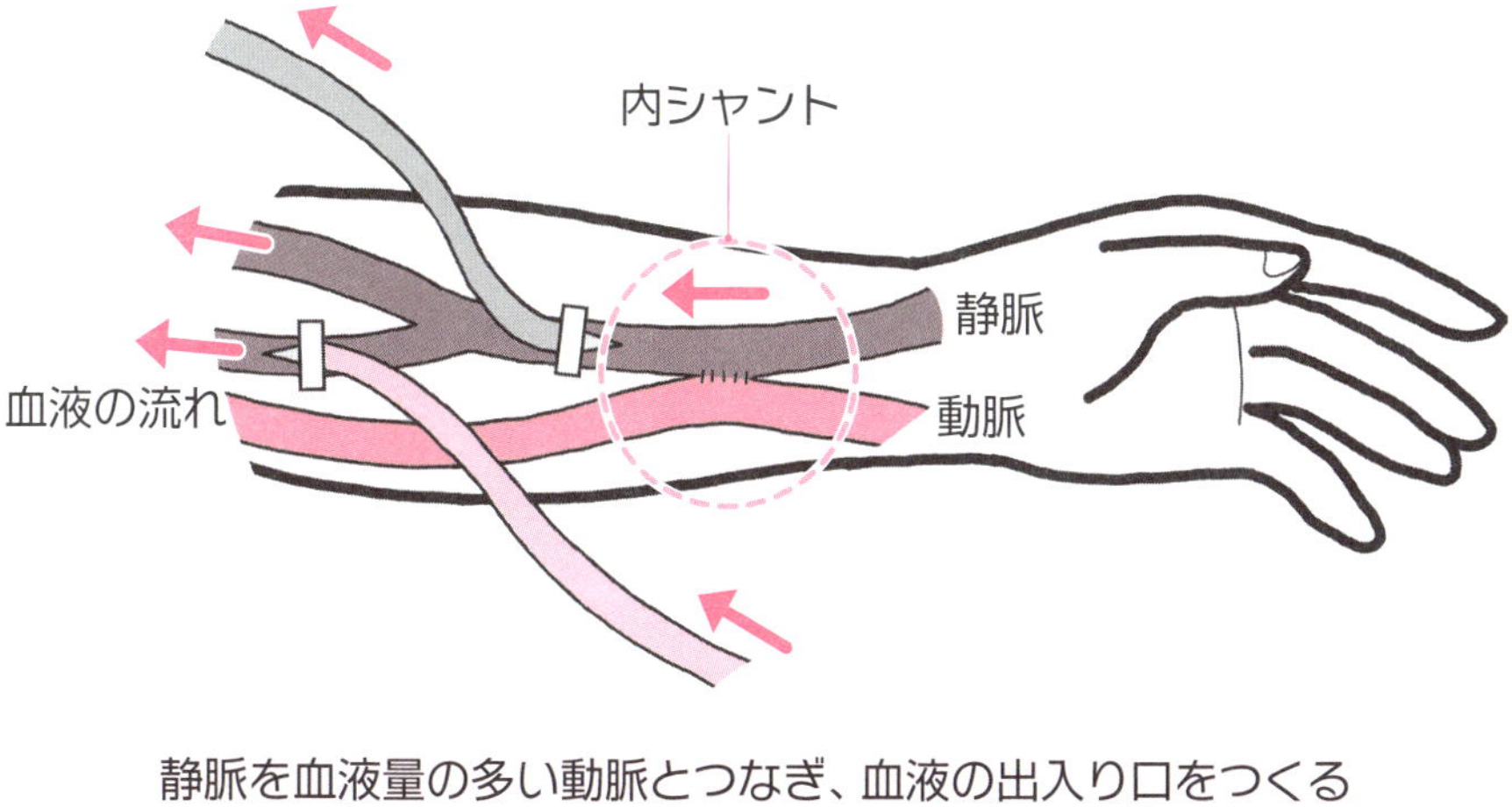

静脈を血液量の多い動脈とつなぎ、血液の出入り口をつくる

腹膜透析はどのように行われるか

患者さんの腹膜を透析膜として利用する腹膜透析

腹膜透析は、腹膜（胃や肝臓などの内臓を覆っている膜）を透析膜として用い、腹腔（お腹のなかの空間）に透析液を注入する方法です。

腹腔に入った透析液と腹膜の血管を流れる血液のあいだで、血液中の老廃物や透析液に含まれる電解質が行き来して、血液をきれいにします。

透析を行うときは、腹腔内に挿入したカテーテルに、まず空のバッグをつなぎ、お腹より下に置いて、老廃物などが含まれた透析液を排出します。その後、透析液のバッグをつないでお腹より高い位置に吊るし、透析液を注入します。

入院期間を短くするカテーテル挿入手術もある

腹膜透析の導入には、カテーテルの挿入手術と腹膜透析開始を同時期に行う方法と、先にカテーテルの埋め込みだけを行い、一度退院した後、傷が治ってから出口部を作成し、透析治療を始める方法があります。後者は、透析導入までに余裕がある場合に限られますが、入院の期間が短いという利点があります。

ここが大事!!

●機械が自動で行うAPD

腹膜透析で一般的に行われるのは、1日3～4回透析を行う持続携帯式腹膜透析（CAPD）ですが、就寝中に機械が自動的に透析の交換を行う自動腹膜透析（APD）もあります。就寝前に透析液バッグを自動腹膜灌流装置（サイクラー）にセットすれば、翌朝、バッグの中に老廃物が含まれた透析液が貯まっています。高齢者や視力障害のある人、手が不自由な人などに利用されますが、腎臓の機能が残っていることが条件です。

■腹膜透析（CAPD）の方法としくみ■

先に、老廃物などを含む透析液を排出し、その後、透析液を注入する

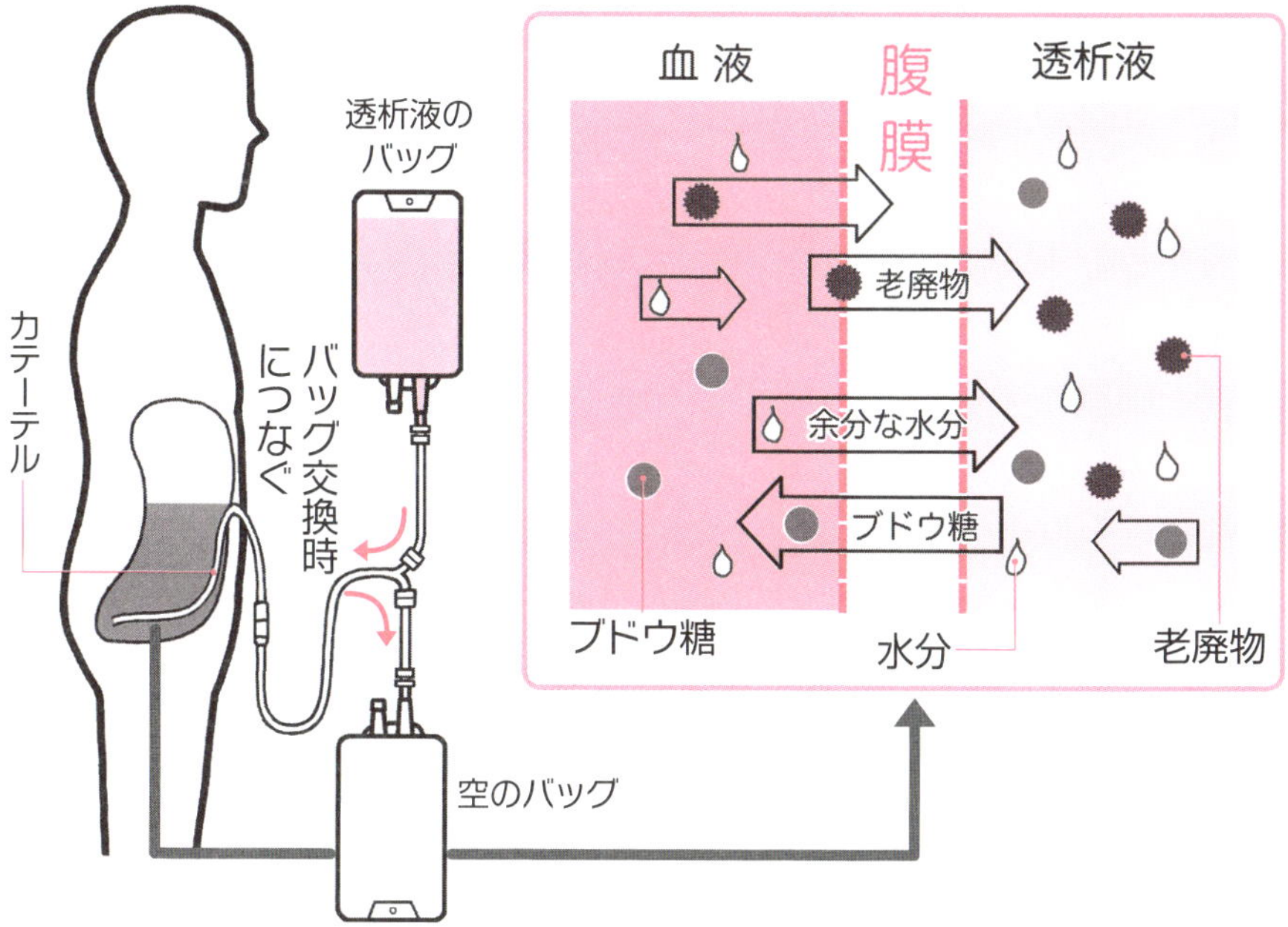

■カテーテル挿入手術の方法■

従来法　カテーテルの挿入から透析開始までを1度の入院で行う

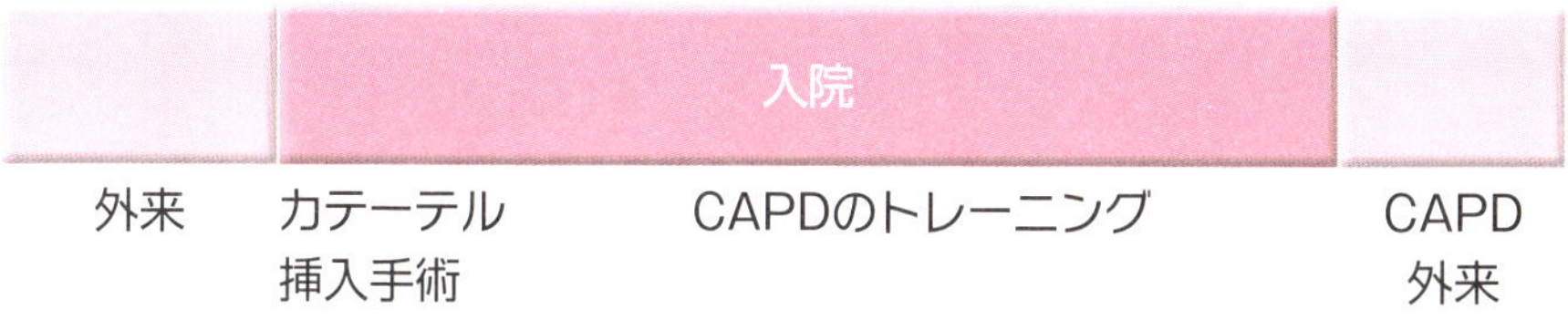
入院
外来
カテーテル挿入手術
CAPDのトレーニング
CAPD外来

SMAP法　カテーテルの埋込み手術をして退院した後、あらためて入院し、出口部の作成と透析を行う

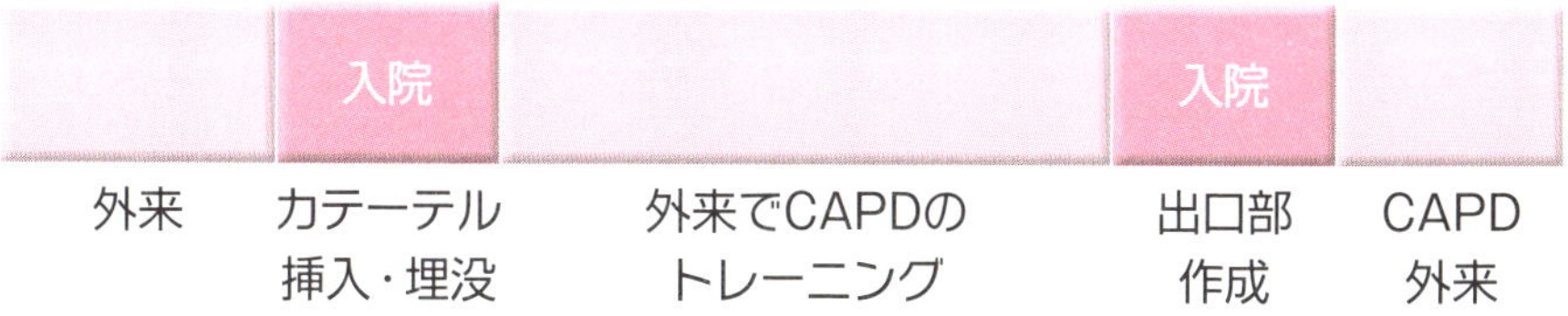
入院
入院
外来
カテーテル挿入・埋没
外来でCAPDのトレーニング
出口部作成
CAPD外来

腎移植はどのように行われるか

腎移植は腎不全の根治的治療

透析療法が腎臓の機能を代行する代替療法であるのに対し、腎移植は、ほかの人の腎臓を移植することで腎機能を復活させる根治的治療です。

手術を行うことで、食事や水分の制限がなくなり、長期の旅行も可能になるなど、健康な人と同じような生活を送ることができ、ＱＯＬ（生活の質）が向上します。

移植というと、最後の手段のように思われがちですが、手術自体は一般的なもので、移植後の10年生着率《せいちゃくりつ》（移植した腎臓が機能している割合）は68％、透析を行わずに腎移植を行う先行的腎移植（ＰＥＴ）の場合、より生着率が高いという報告もあります。

生体腎移植と献腎移植のドナーの条件

腎移植には、生体腎移植と献腎移植があります。

生体腎移植のドナー（腎臓を提供する人）は、日本では血縁者、配偶者、３親等以内の姻族（親族）に限定しており、それ以外の人については倫理委員会の承認が必要です。

いっぽう、献腎移植は、心停止または

ここが大事!!

●献腎移植はドナーが少ない

献腎移植を希望する場合は、透析治療を受けている病院で紹介状を書いてもらい、移植を行う病院で診察を受けます。移植手術に耐えられる体力があると判断されたら、組織適合性やクロスマッチテストを行い、日本臓器移植ネットワークに登録されます。

現在、登録者は約１３０００人いますが、２０１２年の移植者数は２００人弱と、提供者が少ないのが実情です。そのため、今のところ、登録は透析者に限られています。

脳死のドナーからの移植で、移植を希望する場合、日本臓器移植ネットワークに登録します。

生体腎移植で重要なドナー決定のプロセス

生体腎移植を受ける場合、治療を受けている病院で紹介状をもらい、ドナー候補の人と移植手術をする病院に行きます。そこで、医師や移植コーディネーターから移植についての説明を受け、意思を確認したうえで、後日、精密検査を受けます。

さらに、ドナーとレシピエント（移植を受ける人）の免疫適合性を調べるために、組織適合性（拒絶反応の有無）、クロスマッチテスト（血液を混合したときの反応の有無）などを行います。

ドナーの血液型がレシピエントと一

■生体腎移植のドナーの条件■

□血縁者、配偶者、3親等以内の姻族（親族）

※該当しない場合は、移植施設と日本移植学会による倫理委員会での承認が必要

□自発的に腎臓の提供を申し出ていること

□見返りのない善意の提供である

□ドナーの手術の安全性とリスクを十分理解し、術前から術後まで医学的ケアに協力できること

□医学的に心身ともに健康な成人であること

■腎移植を受けるための条件■

□全身麻酔が受けられる心臓と肺を含む全身状態が良好である

□手術後に服用する免疫抑制薬によって致命的なリスクを負わない

・治療していない、もしくは治療後間もない、悪性腫瘍などがない

・慢性または活動性の感染症にかかっていない

□術後の自己管理ができる（性格・気質に問題がなく、精神疾患もない）

□献腎移植の場合、ドナーのリンパ球に対する抗体がない

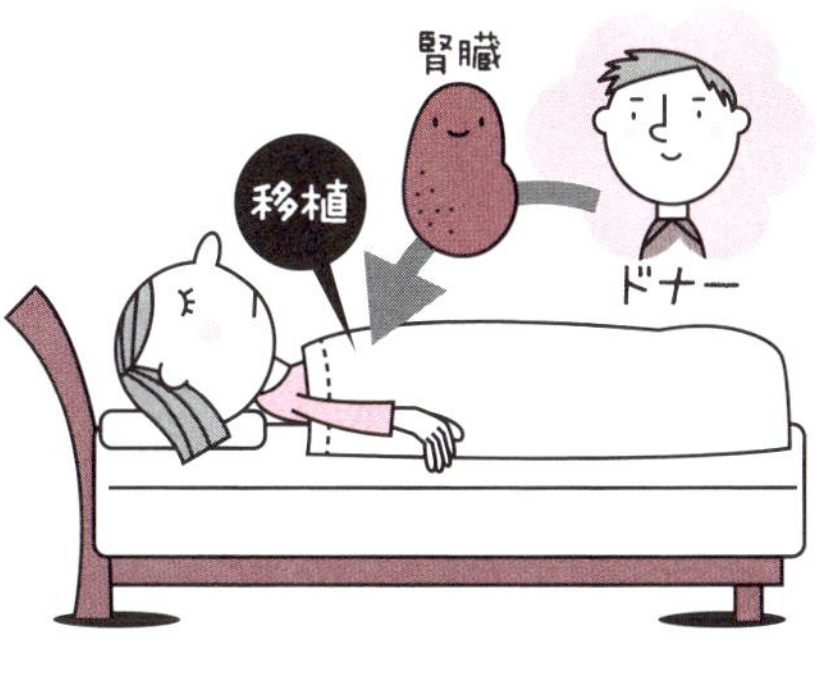

致または適合していなくても、腎移植は可能です。

移植手術の入院はおよそ1カ月

ドナーから提供された腎臓は、骨盤腔内（下腹部）に、血管と尿管を吻合して移植されます。患者さんの腎臓は、通常そのままにしておきます。

手術はおおむね3～4時間で終了します。入院期間は医療機関によって異なりますが、数日から1週間くらい前に入院し、手術後2～4週間で退院できます。

一般的に、退院後2～3カ月で社会復帰が可能です。

■腎移植手術の方法■

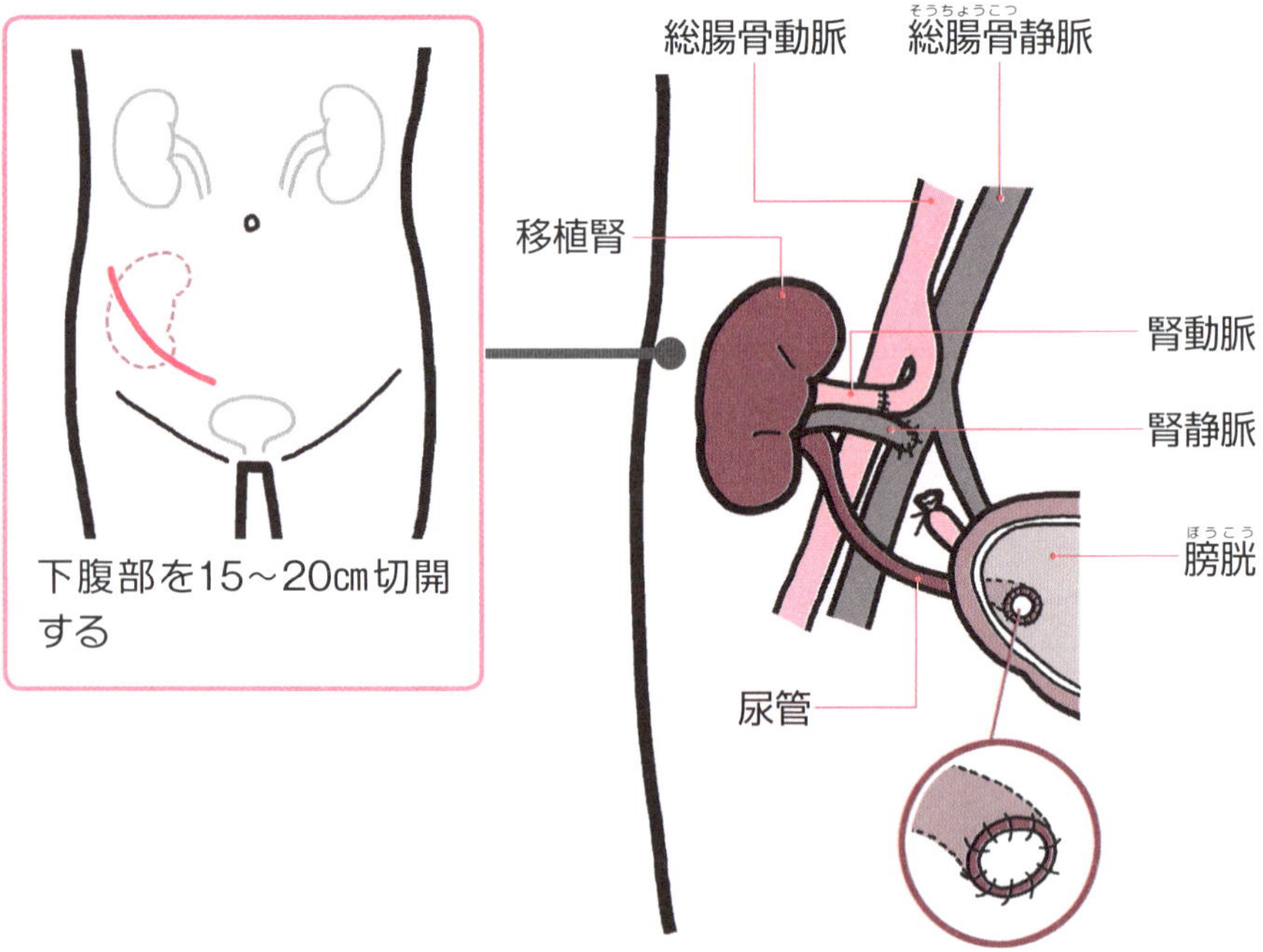

ドナーからの腎臓は骨盤腔内《こつばんくうない》（下腹部）に血管と尿管を吻合《ふんごう》して移植される。
患者さんの腎臓は、通常そのままにしておく。

透析患者に起こりやすい合併症

透析中と透析後の生活のなかで起こる合併症

透析療法の合併症には、透析中に起こる合併症と、透析後の生活のなかで起こる慢性的に起こる合併症があります。透析中に起こる合併症には穿刺《せんし》針の固定がよくないために起こる「穿刺部痛」、「頭痛や吐き気、だるさ」「低血圧症」「筋肉のけいれん」などがあります。透析後の慢性的な合併症には、「生命の予後にかかわる合併症（132ページ参照）」と「生活の質（QOL）を低下させる合併症（133ページ参照）」があります。

死につながる合併症への予防を心がける

生命の予後にかかわる合併症のなかでも、日本透析医学会統計調査委員会（2011年）による透析患者の死亡原因の調査では、「第1位心不全」、「第2位感染症」「第3位がん」「第4位脳血管障害」となっています。第1位、第4位の患者さんはもともと高血圧などにより動脈硬化が進んだ人が多くいます。透析後の生活のなかでは、動脈硬化が進まないように、肥満や高血圧や高血糖などの予防のために栄養管理や運動療法を心がけましょう。

ここが大事!!

●透析患者さんの死因の第3位は「がん」

長期に透析を行っている人では、がんの発生率が高いといわれています。とくに腎がんのほか、胃がんや大腸がんなどの消化器系のがんが多く見られます。腎不全による発がん物質の蓄積や免疫力の低下が原因とされています。透析患者さんの場合も早期発見・早期治療が治癒のポイントですから、定期的な検診を心がけましょう。

命にかかわる合併症の予防と治療

脳血管障害

動脈硬化が進んでいる患者さんが多く、脳卒中になりやすい。重篤な事態になりやすいので、薬物治療や栄養改善などによって動脈硬化や高血圧を予防し、体重の管理に気をつける

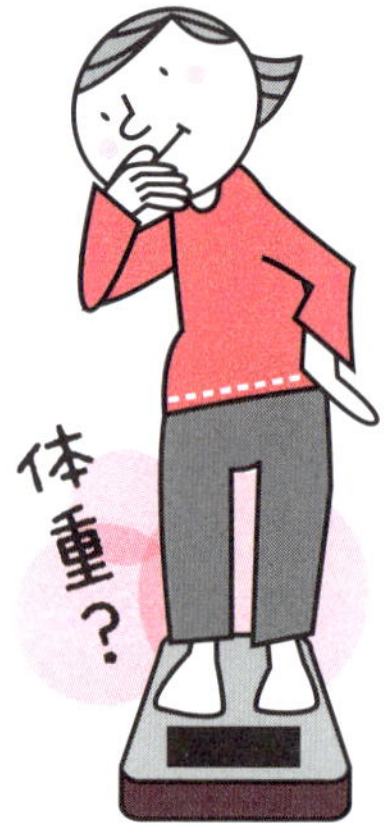

循環器の病気

（心不全、高血圧、不整脈、狭心症・心筋梗塞）

からだに水分がたまりやすい状態にあるため、心臓や肺への負担が大きくなっている。薬物治療や栄養改善などによって動脈硬化や高血圧を予防し、運動を心がけ体重の管理に気をつける

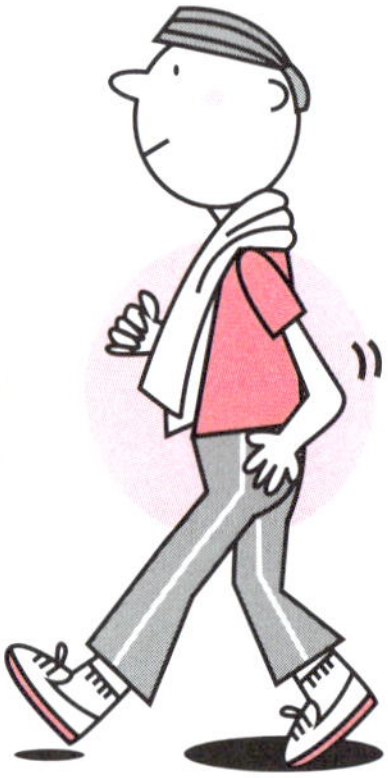

高カリウム血症

血液中のカリウムが高くなり、手首や唇のしびれ、こわばり、胸の痛みなどが起こる。非常に危険な状態になることもあるので、栄養指導を定期的に受けカリウム量を守る

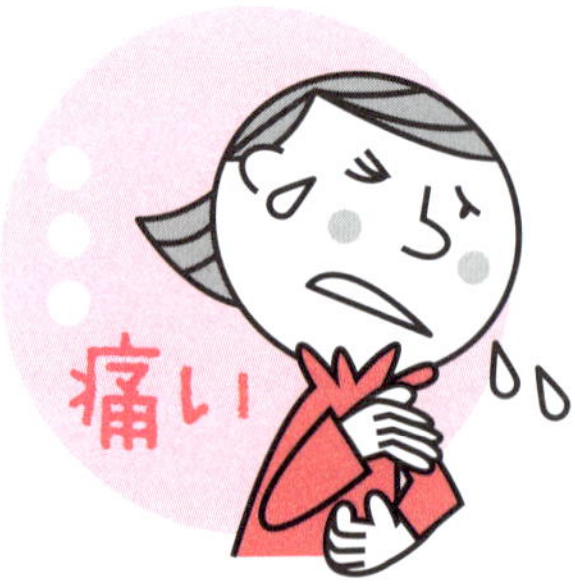

感染症

免疫力が低下しているので感染しやすく重症化しやすい。シャント部の清潔などを保つほか、栄養状態の改善による免疫力の向上を図る

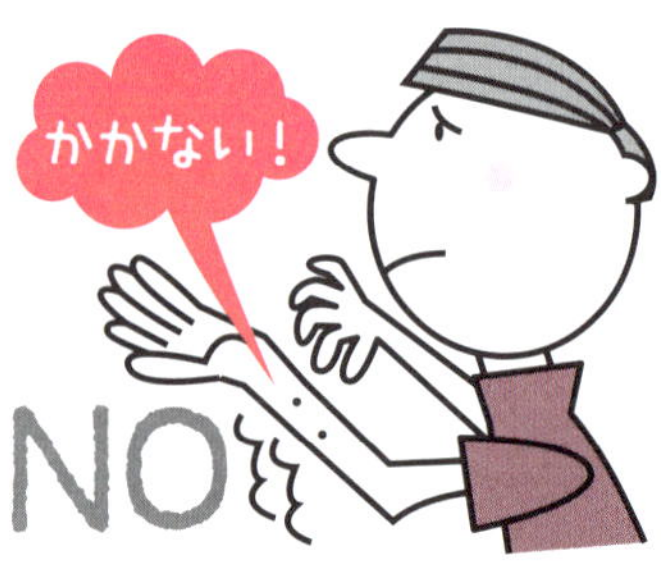

■生活の質（QOL）を低下させる合併症の予防と治療■

かゆみ

汗腺の働きの低下や皮膚炎、薬の副作用などによって肌が乾燥しやすく、かゆみをおぼえる患者さんが多い。保湿を心がけるとともに、医師に相談してかゆみ止めを処方してもらう

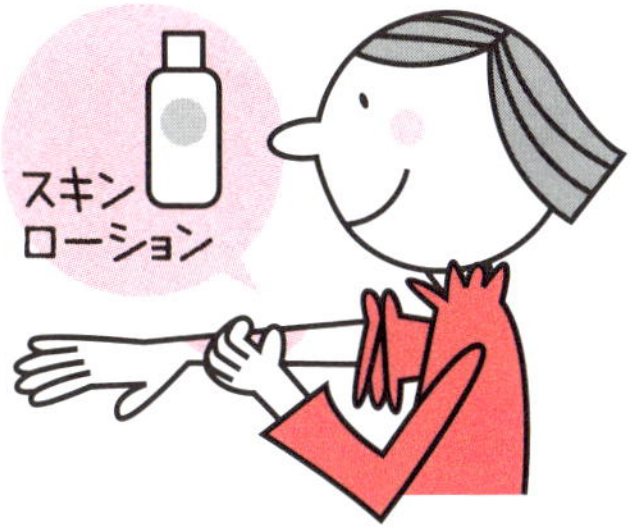

骨や関節の障害

主にリンとカリウムの濃度異常が原因で骨や関節に障害が起こりやすい。また「手根管《しゅこんかん》症候群」といって手の筋力の低下やしびれや痛みが起きやすい。症状を抑えるための治療が行われる

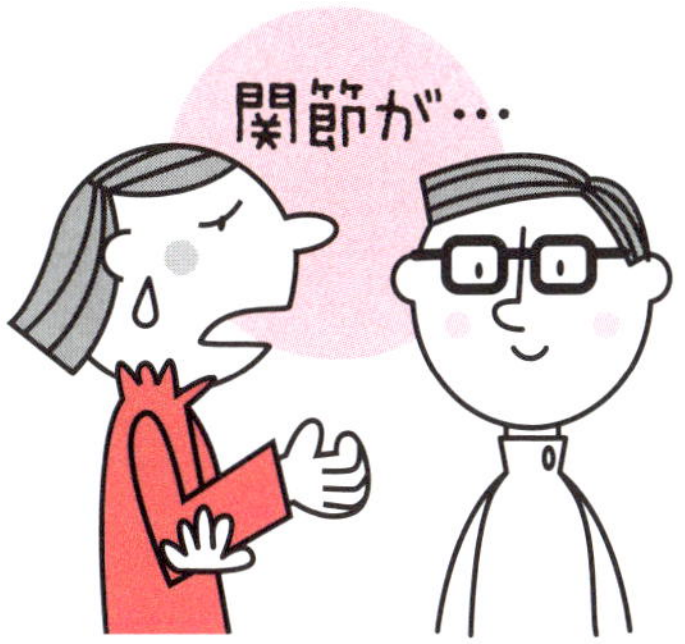

便秘

自律神経機能異常とともに水分除去によって便秘になりやすい。食物繊維を多く含みカリウム含有量の少ない食品（ライ麦パンや、にんじんなど）を積極的にとりながら腹部のマッサージなどを行う

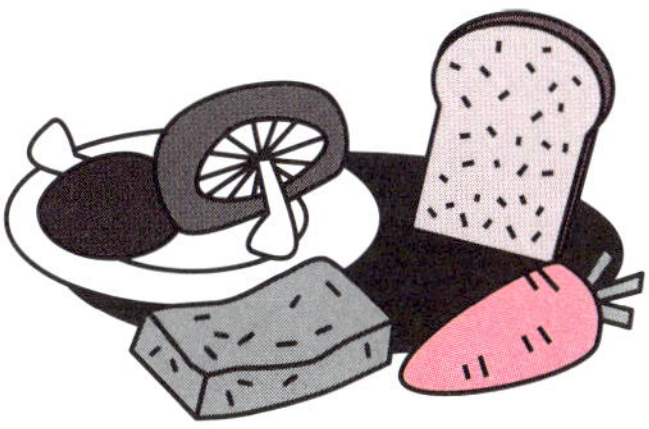

貧血

貧血になることが多く、疲れやすい、動悸、息切れ、めまいなどの症状が出る。疲れたら休むこと。腎臓から分泌される造血ホルモンが十分に分泌されないこと、尿毒素によって赤血球の寿命が短くなることで起こる

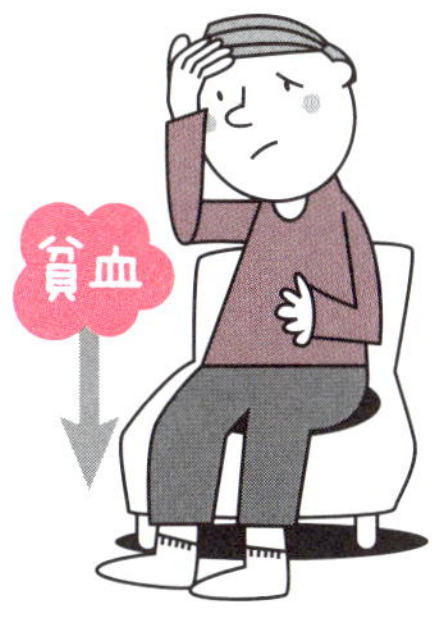

シャントの管理は欠かせない

シャントは上手に管理すれば長持ちする

透析器（ダイアライザー）で十分な量の血液をきれいにするために、動脈と静脈を結合させる目的でつくるシャントは、透析患者さんの命綱です。管理に気をつけて上手に使えば、半永久的に使用できるものですが、実際は、使用に耐えられる内シャントは1年で90%、3年で75%、5年で60%程度といわれています。

シャントによって動脈血流が流入する静脈の壁は、強い圧力のために硬くなったり狭くなったりしてシャントの寿命を縮めますが、日ごろの管理によって、寿命を延ばすことは可能です。

シャントを長持ちさせるには、左のページにあるように、日ごろからシャント部に圧力をかけないようにしたり、不潔にしないなどの管理が重要です。

シャント部が傷ついたらすぐに医療機関へ

また、ケガなどによってシャント部やその周辺が傷ついたら、強い血流によって大出血になりやすいので、出血部分や出血部分から心臓側の腕で止血し、すぐに医療機関で対処してもらう必要があります。

ここが大事!!

●血液の流れが高い音に変わったら注意

シャントが狭くなって血流量が低下すると、血液の流れる音が強くて低い連続音から弱くて高い断続的な音に変わります。静脈に触れたときに感じる「スリル」という細かい振動も弱く断続的になります。シャントが閉塞する前兆の可能性もあるので、医師に相談しましょう。造影検査などを行い、狭くなった部位を確認後、シャントを再製作するなどの血行再建が必要になります。

■シャントを長持ちさせる管理のポイント■

①シャント部からの感染を予防する

感染予防のために、シャントや穿刺《せんし》部をかかない。針穴のかさぶたも無理にはがさない。皮膚を清潔に保ち、透析した日はシャント部に水をかけない

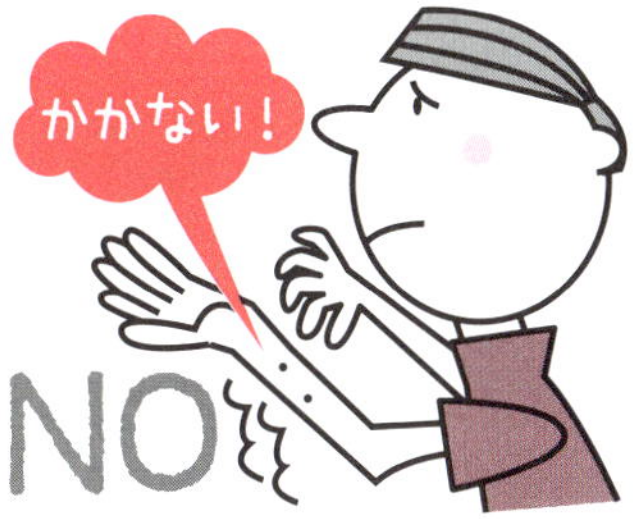

②シャント側の手で重いものは持たない

シャントのある側の手で重い荷物などを持つと、血管に圧迫をかけるので避ける。旅行などのとき、なにげなく鞄を持ってしまうこともあるので注意を

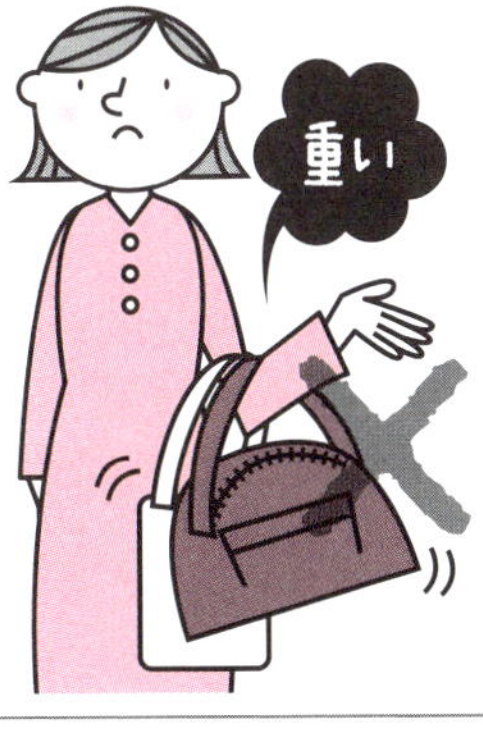

③シャントのつまりを防ぐ

シャント部の圧迫を防ぐためにサイズのきつい衣服は避け、腕時計、血圧測定もシャントのない側で。シャントの腕を下にして寝るのも禁物

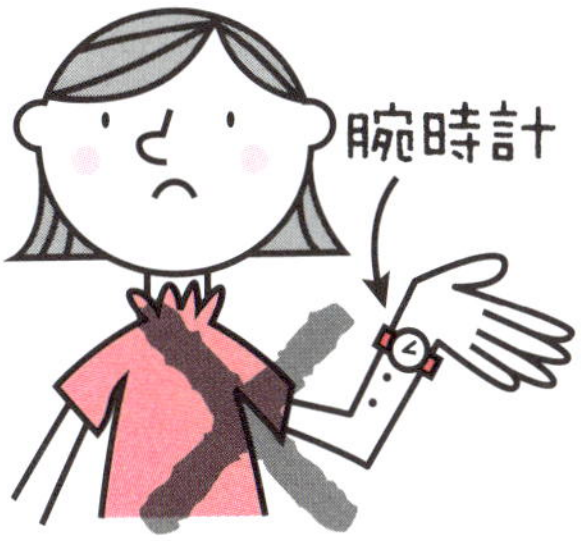

④シャントの流れを確認する

朝と晩の2回、シャント部に耳をあてて、ザーザーと血液が流れる音と細かい振動を確認し、変化があったら医師に指示を仰ぐ

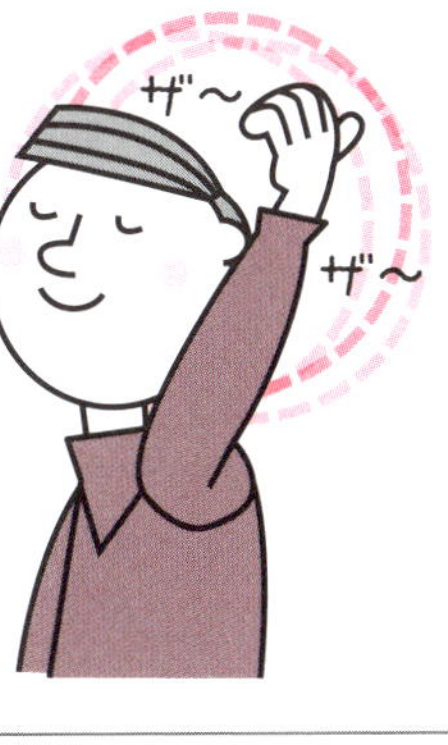

透析開始後の生活

ドライウエイトをしっかり守る

透析患者さんの水分による体重増加はとても危険

透析患者さんは、摂取した水分を尿として排出することがほとんどできないため、透析療法によって体内の水分をとり除きます。しかし、1回の透析終了から次の透析までの間にとった水分が次の透析でとり除けず、それがたまっていったら、どうなるでしょう？

体内の水分が過剰に増えると、血液の量が多くなり、血圧が上昇したり、心臓が大きくなったり、むくみが出ます。ときには心不全となり、呼吸困難になります。透析患者さんの死因の第1位が心不全ですから、体内の水分過剰がとても危険なのがわかります。

ドライウエイトを守る日常生活がとても重要

そのため、体内の水分の量を調整し適正な体重を維持することがとても大事です。その適正な体重が「ドライウエイト」です。透析療法は、1回ごとにこのドライウエイトまでの水分を除去しますが、次の透析までの間の体重の増加を中1日であれば3％、中2日であれば5％以内に抑えるようにします。それには、水分の摂取量と体重を意識することが大切です。

ここが大事!!

●ドライウエイトを決める条件

ドライウエイトとは身長170㎝の人は○㎏といったものではなく、その患者さんの体内の水分量が約60％になる体重のことです。ですから、個々によって違います。さらにドライウエイトを決定するめやすとして、「手足にむくみがない」「心臓が大きくなっていない」「血圧が安定している」「透析後、足がつったりしない」などの条件があります。

■ドライウエイトの実際■

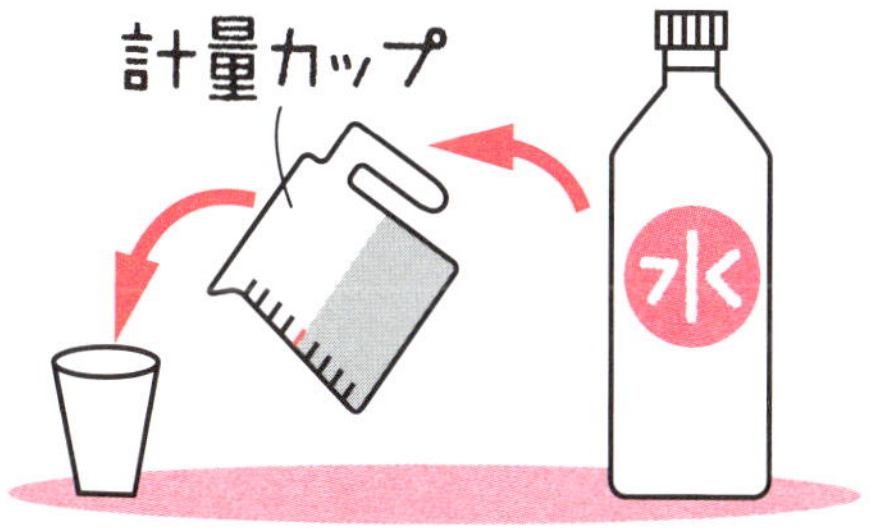

①飲み水は計量カップを使って飲もう

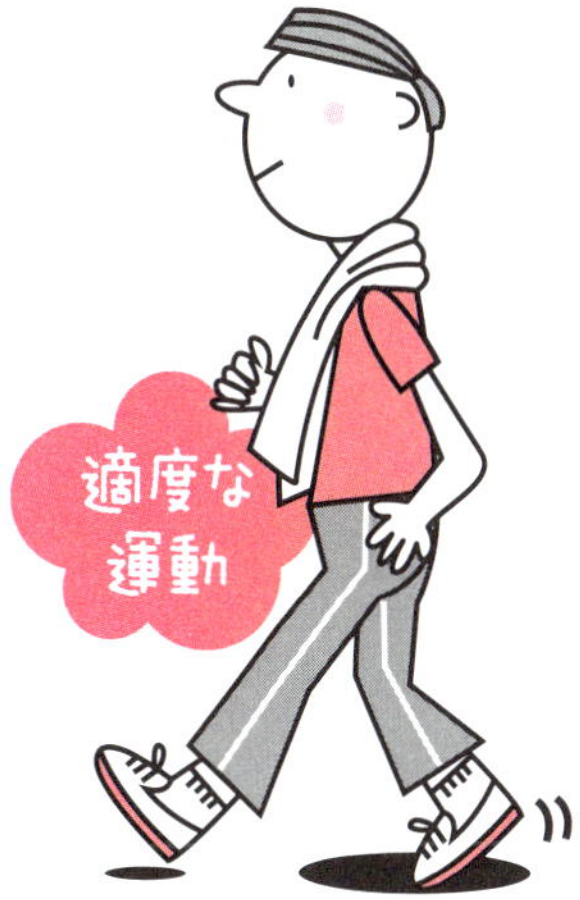

③医師の指示をうけたうえで適度な運動も有効

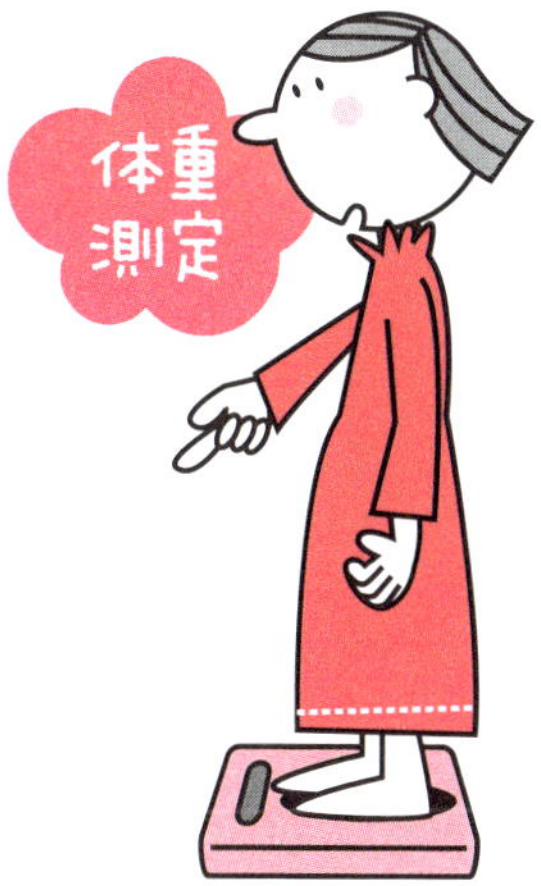

②まめに体重測定を行い記録する

●ドライウエイトが60kgの場合

月	火	水	木	金	土	日
透析日	→	透析日	→	透析日	→	→
	体重は＋3%まで		体重の＋3%まで			体重の＋5%まで
60kg	61.8kg	60kg	61.8kg			63kg
3kgの水分をとり除く		1.8kgの水分をとり除く		1.8kgの水分をとり除く		

血液透析を受けても大事な食事管理

透析療法でラクになっても無茶な食生活は禁物

透析技術がめざましく進歩し、体内にたまった老廃物や余分な水分を効率よくとり除くことができるようになってきたため、透析患者さんの食事も健康な人に近い食事ができるようになりました。しかし、透析では正常な腎臓の10分の1程度の機能しか代用できないので、それを超えるような無茶な食生活をしていると、さまざまな合併症を引き起こすことになります。そのためには、透析量とバランスのとれた食事量が大切です。

食事量を減らしたり食事を抜くのはよくない

透析患者さんにおすすめの食事療法は左のページにあるとおりです。ここで気をつけたいのは、体重増加を抑えるために極端に食事量を減らしたり、食事を抜いたりしないことです。このような食生活を続けていると、栄養状態が悪くなりかえって余分な水分が体にたまることもあります。また、抵抗力も弱くなり感染症にもかかりやすくなります。多くの合併症は正しい食事療法とそれに基づく体重(水分)管理によって防ぐことができます。

ここが大事!!

●正しい食事は正しい排便から

透析療法を行っていると水分調節がうまくできないことから、便秘になる患者さんが多くいます。便秘になると食欲も落ち栄養状態に悪い影響を与えますから、食物繊維などを十分にとり規則正しい排便を心がけましょう。また、逆に食事を抜いたりすると便秘になりやすくなるので、便秘にならないためには、規則正しい食事を心がけましょう。

■食事療法のポイント■

とり過ぎに注意
水分、塩分
カリウム、リン

適切量をとる
たんぱく質

十分にとる
エネルギー

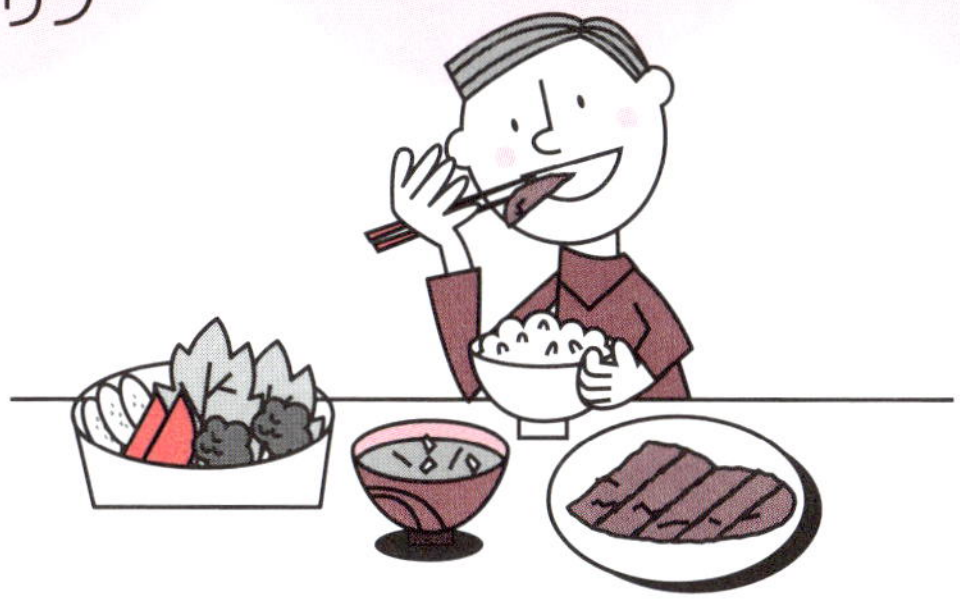

①水分を控える

体に水分がたまると、心臓や血管に悪い影響を与えるなどの合併症が心配される

②塩分をとり過ぎない

塩分のとり過ぎは、水分の過剰摂取にもつながり、体重増加を招くのでとり過ぎに注意する

③たんぱく質を適切に

老廃物の蓄積を抑えるためにたんぱく質の制限は必要だが、体力を維持するために一定の量は不可欠

④エネルギーは十分に

エネルギーが不足すると血液中に尿素窒素やクレアチニン、カリウムを増加させるなど悪い影響が出る

⑤カリウムはとり過ぎない

カリウムをとり過ぎ血中カリウムが高くなると、脈が乱れ心臓が停止してしまうこともあるので大変危険。カリウムの多い食品は野菜や果物、豆腐類

●カリウムを多く含む食品
パセリ、納豆、アボガド、よもぎ、こんぶ、わかめ、切り干し大根、ほうれんそうなど

⑥リンをとり過ぎない

リン濃度が高くなるとカルシウム濃度が低く抑えられてしまうので、骨がもろくなるなどの弊害が出る。リンの多い食品は魚介類や乳製品

●リンを多く含む食品
煮干し、たたみいわし、するめ、しらす干し、チーズ、たまご、いくら、ハムなど

透析開始後の生活

万一の災害への備えも大切

いざというとき、持ち出したいもの

大規模な災害が起きたとき、透析患者さんは、必要な透析が受けられなくなる心配があります。また、家屋が損傷し避難する場合も、健康な人の持ち出し品に加えて絶対に確保しておかなければいけないものがあります。そのためには、日ごろから大規模な災害を想定して備えておくことが大切です。

持ち出したいものを1つの場所に保管しておくといいでしょう。常備薬も一緒に持ち出せるようにしておきましょう。

万一災害に遭ったときは

東日本大震災でも中1日・2日で透析が受けられず、ほかの地域に移送される患者さんが多くいました。その場合、透析の間隔が3日以上になる可能性もあります。この場合でも食事と水分を管理すれば、数日は日常生活を続けることは可能です。血液に老廃物をためないために、リン、カリウム、塩分の多い食品を控え、たんぱく質の適切量を守り、エネルギー不足にならないようにしましょう。水分量は「1日300～400㎖＋尿量」に抑えます。

ここが大事!!

●腹膜透析の患者さんが災害に遭ったら

備えておきたいものは血液透析、腹膜透析に大きな変わりはありませんが、災害が起こったとき、腹膜透析の患者さんは腹膜透析液が汚れないように対処することが大事です。もし汚染されてしまったら、体の近いところでストッパーを2カ所かけて汚れた透析液が体内に入らないようにします。腹膜カテーテルが破損したら、透析医療機関から指示を受けます。

■災害に備えておきたいもの■

飲用水

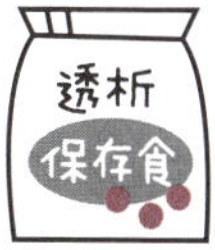

食料（透析保存食）

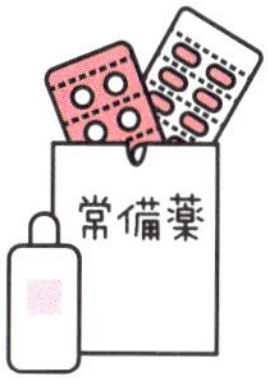

常備薬（血圧降下薬・心臓病の薬・糖尿病の薬など）

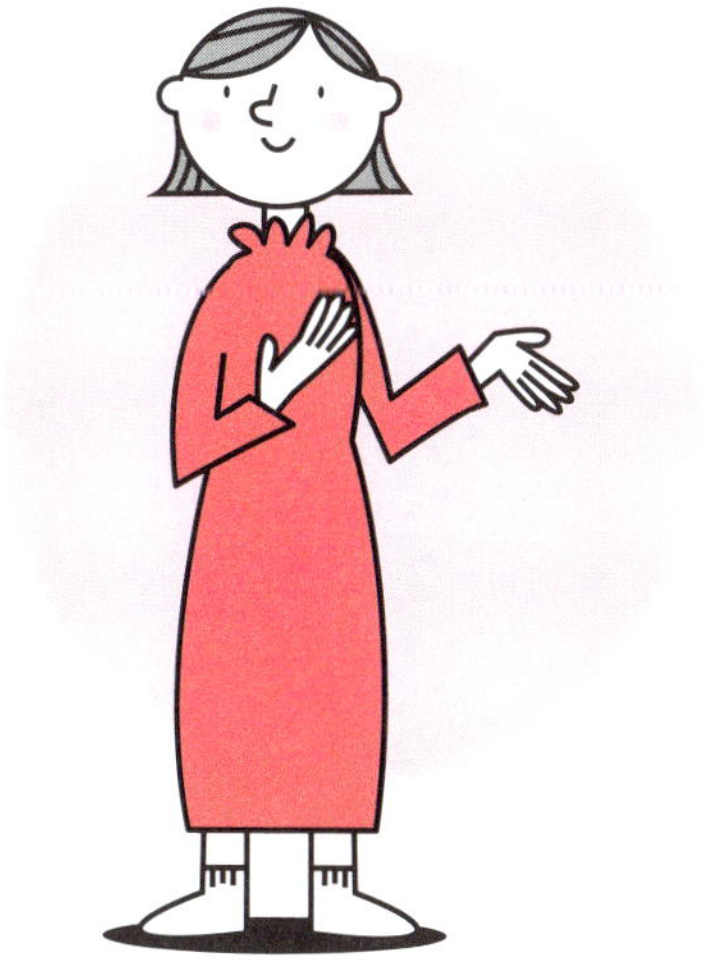

身体障害者手帳

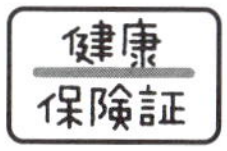

健康保険証

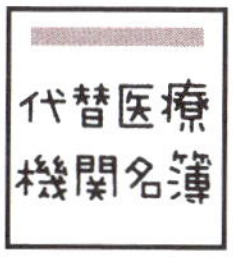

代替医療機関名簿

災害時透析カード

透析医療機関名		電話番号
自宅付近		（　　）
		（　　）
親戚付近		（　　）
		（　　）
職場付近		（　　）
		（　　）

※通院している透析医療機関で透析が受けられない場合に備えて、親戚、知人、職場などの避難先を指定して、そこに近い透析医療機関を把握しておきましょう。

透析開始後の生活

透析の人でも旅行を楽しめる

長期の旅行を楽しむこともできます

透析を始めたらできなくなるのでは、と心配なことの1つに旅行があります。家族との国内旅行、仕事での海外出張などは無理とあきらめている人がいるかもしれませんが、心配はいりません。週末を利用し、透析を終えてから旅行に出かけ、戻った翌日に透析を受ける2泊3日の旅行なら気軽に行けます。

3泊以上の場合は、訪問先での透析施設で治療を受けることになりますが、そのためには医療機関を通して、事前に透析条件などの情報を伝えておく必要があります。海外旅行の場合も、訪問する国の透析施設を確認し、費用などについて調べておくことが必要です。旅行会社に相談し、手続きなどを依頼します。

国内旅行では「健康保険証」などを忘れずに

旅行先で透析を受ける予定の人もそうでない人も「健康保険証」「身体障害者手帳」「特定疾病療養受療証」を携帯しましょう。医療機関で提示を求められるほか、身体障害者手帳を携帯することで運賃や公共施設の割引などが受けられます。

ここが大事!!

●旅先での飲み過ぎ、食べ過ぎに注意!!

透析患者さんの場合、ふだん食事管理に努めている分、旅行先でつい食べ過ぎ、飲み過ぎてしまうことが多いようです。楽しい旅行中ですが、食事には制限はあります。水分、塩分、カリウム、リンの摂取には気をつけ、たんぱく質も適量摂取が必要。とくに飲酒の機会が多くなるので、水分や塩分を抑え、カリウムが含まれるワインなどはほどほどにしましょう。

■国内旅行の準備と実際■

主治医に相談

旅行について注意点を聞く。国内旅行では「身体障害者手帳」、「健康保険証」、「特定疾病療養受療証」を携帯する

↓

血液透析患者さんの場合

2泊3日以内の旅
透析終了後の週末を利用
（服薬・食事管理を忘れずに）

3泊以上の旅
主治医に相談し、旅行先の透析施設に連絡をとってもらい、透析条件や処方箋を伝えてもらう

↓

腹膜透析の患者さんの場合

あらかじめ目的地に透析液などを配送しておく。緊急時の連絡施設の情報を入手しておくと安心

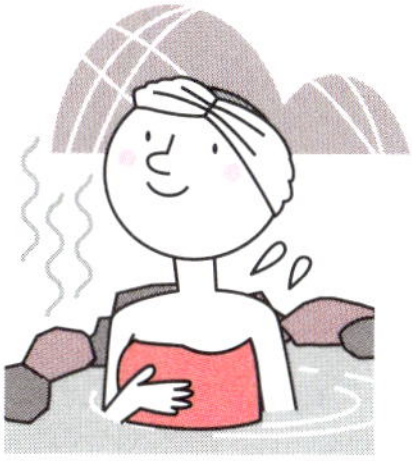

■海外旅行の準備と実際■

主治医に相談

長期旅行での注意点などを聞く。主治医が訪問先の透析施設を紹介してくれるケースもある

↓

旅行会社に相談

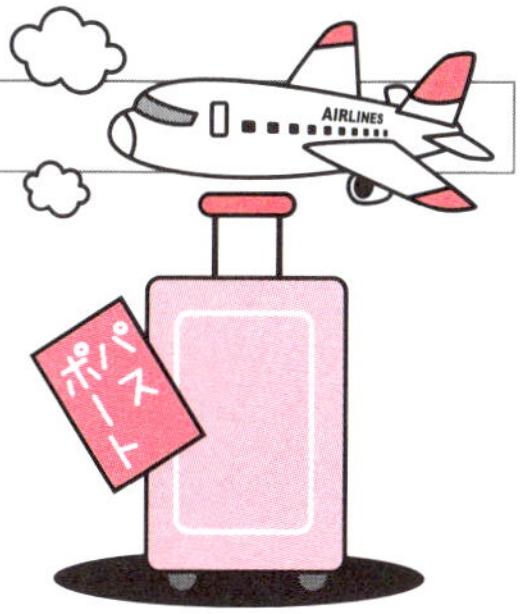

旅行先の国の医療情報などを事前に調査し、自分で透析施設の予約をする方法もあるが、難しい場合は旅行会社に相談。訪れる国ごとの病院の紹介や透析の申し込みを行ってくれる場合もある。透析患者向けのツアーを実施している旅行会社もある

↓

健康保険から費用が戻る

透析療法の費用は現地で全額支払い、帰国後加入する健康保険に請求すれば、保険診療分が戻る。ただし、医療費が高額になる場合、自己負担額が増える場合もある

透析生活を長く前向きに続けるために

透析導入のショックを乗り越えて

透析療法の必要があると言われたら、ほとんどの患者さんは大きなショックを受けます。しかし、そこで絶望し後ろ向きな人生を選んだら、寿命にもかかわります。規則正しい透析生活を送ることで、健康な人とほとんど変わらない充実した人生を得ることも可能です。それには仕事などを続け、社会に参画し続けることが大事です。さらに、透析療法によって生じる生活上のハンデを気に病まず、前向きに行動することです。家族に負担をかけることもあるでしょうが、そのことで暗くなるよりも、明るく生きることを家族も望むはずです。

利用できる公的支援制度は十分利用する

透析前に楽しんでいた趣味や旅行もあきらめる必要はありません。友人たちとの交流も楽しみましょう。

経済的な面でのハンデが生じる可能性もあるので、利用できる公的支援制度（147ページ～参照）はどんどん利用する姿勢も大事です。これらの支援制度は前向きに生きるための制度なので積極的に利用しましょう。

ここが大事!!

●ほかの病気にかかったときの注意点

透析の患者さんは心不全や脳血管障害が起こりやすく、感染症や出血などの心配もあります。ほかの病気にかかったとき、主治医に相談するのがよいでしょう。かぜや下痢などでも市販薬はなるべく控えましょう。また、歯科や耳鼻科などの医療機関を受診するときは透析患者であることを伝えましょう。場合によっては主治医に紹介状を書いてもらうようにします。

■充実した人生を送るために続けたいこと■

①可能な限り仕事を続けたい

週に３日の透析はハンデになるが、経済的な面と生きがいのためにも仕事を続けることが可能なら続けたい

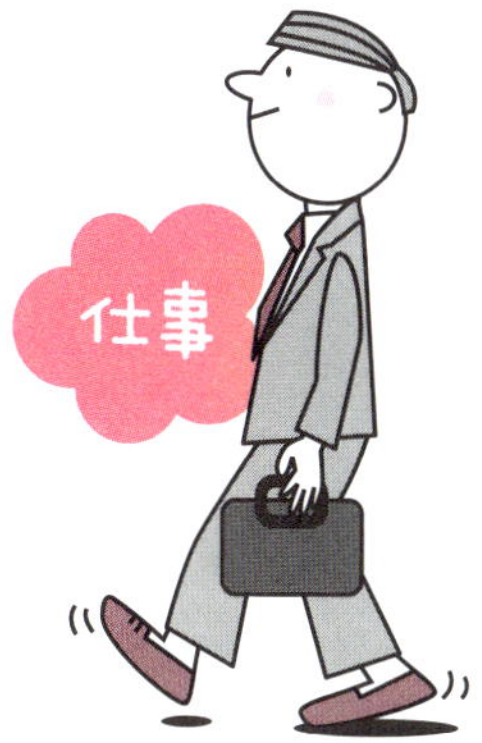

②医師たちと二人三脚で治療を続けたい

透析生活を充実させるために、医師など医療スタッフとコミュニケーションをよくして治療を続けたい

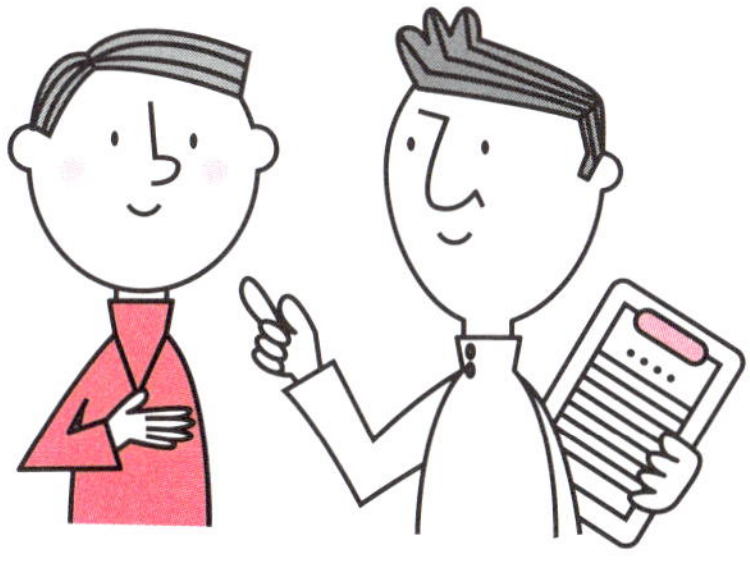

③趣味や知人との交流を続けたい

旅などの趣味や友人たちとの交流は人生を充実させ、生きがいにつながるので前向きに続けたい

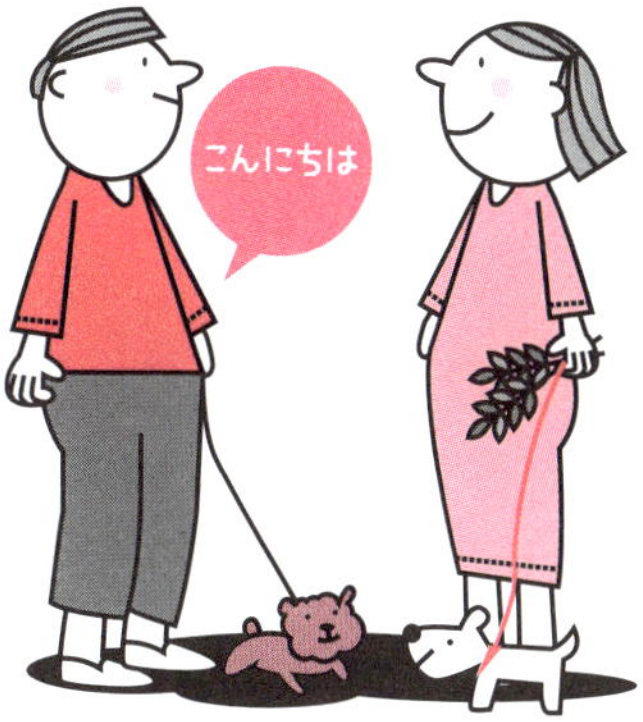

④公的支援制度は積極的に利用する

身体障害者手帳などを取得したうえで各種の公的な支援制度を積極的に利用し、前向きに生きたい

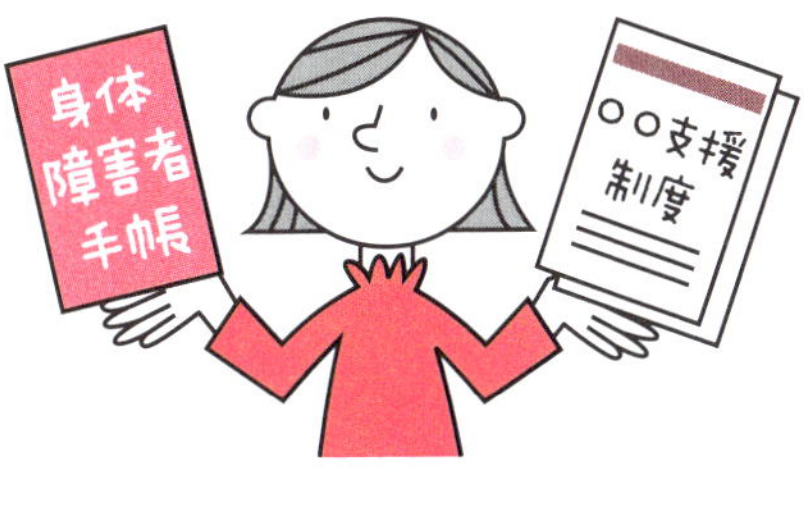

C O L U M N

透析患者さんにも有効な運動療法

●透析患者さんも体を動かすことが大事

透析患者さんは疲労感や体調不良から、どうしても運動不足になりがちですが、継続的な運動は心肺機能の改善や筋力増強に役立ち、糖尿病、高血圧などの腎臓病の原因となっている病気の治療に有効です。さらに、食欲増進や便通、睡眠障害の改善、ストレス解消などの効果が期待できます。「腎臓リハビリテーション」という療法も、注目されています。

ただし、透析患者さんは心血管系または骨関節系の合併症をもっていることが多く、はじめから強い運動をすると逆効果になる危険性があります。さらに腕への負担が大きい運動はシャントを傷つける恐れもあるので、注意が必要です。

●運動を始める前に医師に相談を

運動を始める前に、医師に「運動のしかた」「運動量」「注意点」などを聞いて行うと安心です。理学療法士と連携した運動処方を指導してもらう方法もあります。実際に自宅で行う場合は、血圧と脈拍を測り、大きな変化がないことを確認したうえ骨関節に痛みがないか確認したうえで始めると事故が予防できます。

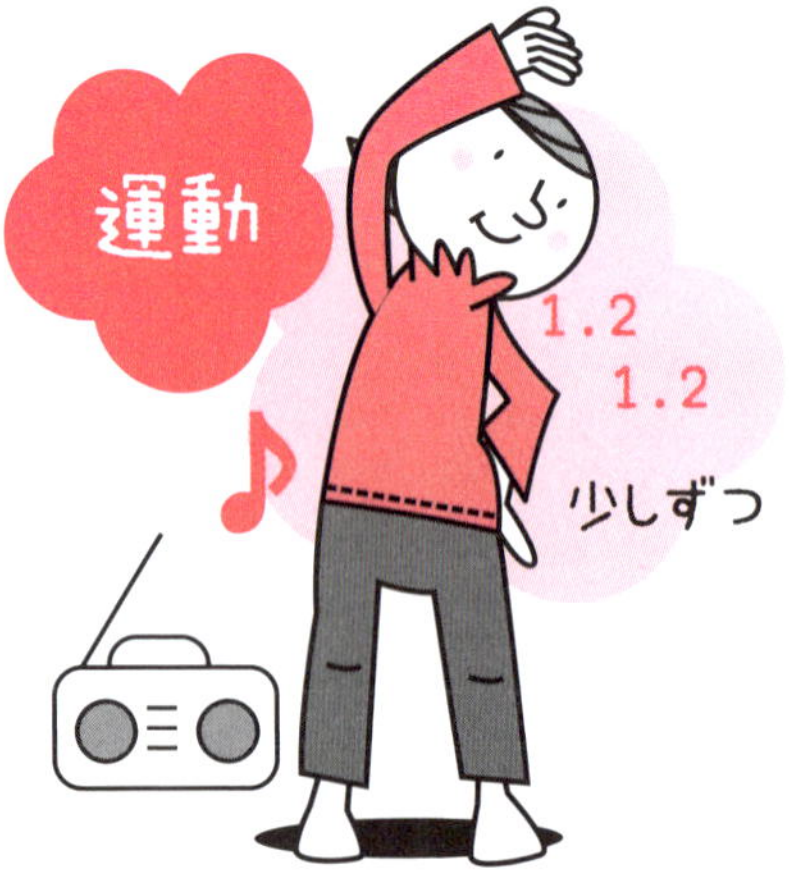

第5章

腎臓病の患者さんのための公的な支援制度

腎臓病患者には各種の支援制度がある

慢性腎不全の患者も安心な福祉サービス

慢性腎不全の患者さん1人にかかる医療費は透析で年間500～600万円、腎移植で初年度500～700万円、2年目以降は年間100～150万円といわれています。経済的な負担を心配する患者さんも多いことでしょう。

しかし、わが国には透析療法などを受けている患者さんに対してその医療費を給付・助成するさまざまな制度があります。かかりつけの病院や市区町村の窓口に相談しましょう。自己負担なしか少額の負担で透析などの治療を受けることができます。

医療費だけでない腎不全の患者を支援する制度

慢性腎不全による透析療法が必要な患者さんは、身体障害者福祉法に定められた障害者に該当することで、身体障害者手帳が交付され、医療費の助成、公共交通機関の運賃割引、所得税・住民税にかかわる所得控除などがあります。さらに国民年金・厚生年金などの加入者が一定の障害に該当する場合、障害年金が受給できます。人工透析の患者さんの場合、基本的に障害年金2級に該当します。

ここが大事!!

●「金の切れめが命の切れめ」といわれた時代

透析の医療費は高額ですが、透析療法が始められたころは健康保険が適用されず、全額自己負担。健康保険が適用されるようになっても、家族は5割、国民健康保険の加入者は3割負担で「金の切れめが命の切れめ」といわれた時代でした。いまでは透析患者さんも「身体障害者手帳」を取得できることになり、透析の医療費に対する自己負担がほぼなくなり、安心して治療が受けられるようになりました。

■各種の支援制度■

身体障害者手帳を取得（150ページ）

↓

助成・給付・減免の制度

●税金の減免
- 所得税・住民税の所得控除
- 相続税の税額控除
- 贈与税の非課税
- 自動車税・自動車取得税の減免
- 軽自動車税の課税免除

など

●医療の助成
- 高額療養費支給の特例（152ページ）
- 自立支援医療（153ページ）
- 障害者医療費助成（154ページ）

※高額療養費支給の特例は身体障害者手帳取得者でなくても利用できる

●その他の支援制度
- 障害者等の少額貯蓄非課税制度
- NHK放送受信料の減免
- 鉄道・バスなど運賃割引
- 航空運賃割引
- 有料道路通行料の減免

など

●在宅サービス
- 日常生活用具の給付

※CAPD導入の場合は、所得によりCAPD加温器の給付が利用できる

- 補装具の給付　など

↓

手当や年金

●各種手当・年金の支給
- 特別障害者手当
- 在宅重度障害者手当
- 障害年金（155ページ）
- 生活福祉資金の貸付

※手当・年金の受給には所得制限や併給制限があるので、詳しくは各市区町村にお問い合わせください

公的な支援制度

腎臓病患者は身体障害者手帳が申請できる

腎臓機能障害の人は「身体障害者手帳」を申請できる

腎臓の機能障害によって日常生活に著しい制限が出るようになったら「**身体障害者手帳**」を申請することができます。身体障害者手帳を取得できれば、149ページにあるように医療・福祉・税金面などにおいてさまざまなサービスを受けることができます。

人工透析の患者さんは、ほぼ内部疾患の「身体障害者1級」に認定されます。透析療法を始めると、これまで通りの仕事を続けるのが困難になったり、出費も予想されるので、市区町村の福祉担当窓口に相談しましょう。

申請には指定医の診断書が必要

身体障害者手帳は市区町村の福祉課に交付を申請します。申請に必要なものは左のページにあるようなものです。このとき「指定医の診断書」が求められます。指定医とは法律による認定を受けた医師です。福祉課にリストがあるので連絡して受診します。腎臓機能障害の場合、症状の程度によって重いほうから1級、3級、4級に区分（2級はない）され、等級によっていろいろなサービスが利用できます。

ここが大事!!

●障害者手帳の種類

腎臓機能障害の方は「身体障害者手帳」の交付を受けますが、身体障害者手帳は3種類ある「障害者手帳」の1つです。障害者手帳にはほかに心身に障害のある方を対象にした「療育手帳」（都道府県によって愛の手帳や緑の手帳など、独自の呼び方がある）、そして「精神障害者保健福祉手帳」があります。申請し、審査・判定を受ける取得までの流れは同じです。

■身体障害者手帳の取得の流れ■

①市区町村の福祉課へ相談

・申請について相談に行く
・手続きの流れなどを説明してもらう
・指定医のリストをもらい、「指定医師診断書（用紙）」を受け取る

↓

②指定医を受診

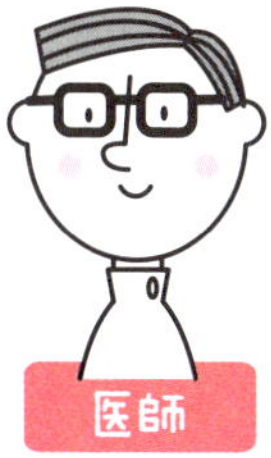

・簡単な聞き取り、問診、必要に応じて検査、測定などを受けて、「指定医師診断書」を作成してもらう
※診断書の文書料を助成する制度のある市区町村もある

↓

③市区町村の福祉課へ相談

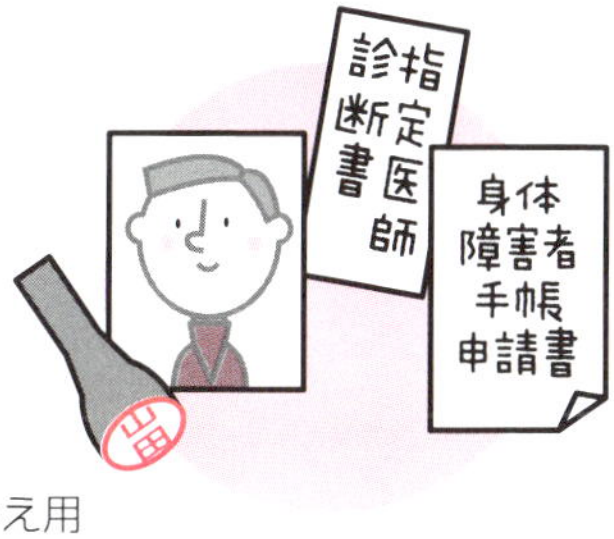

・申請の手続きを行う
・用意するもの
①身体障害者手帳申請書
②指定医師診断書
③証明写真
④印鑑
※市区町村によって証明写真の枚数などが違うので確認のうえ用意する

↓ 1～2カ月後 ↓

④身体障害者手帳の交付

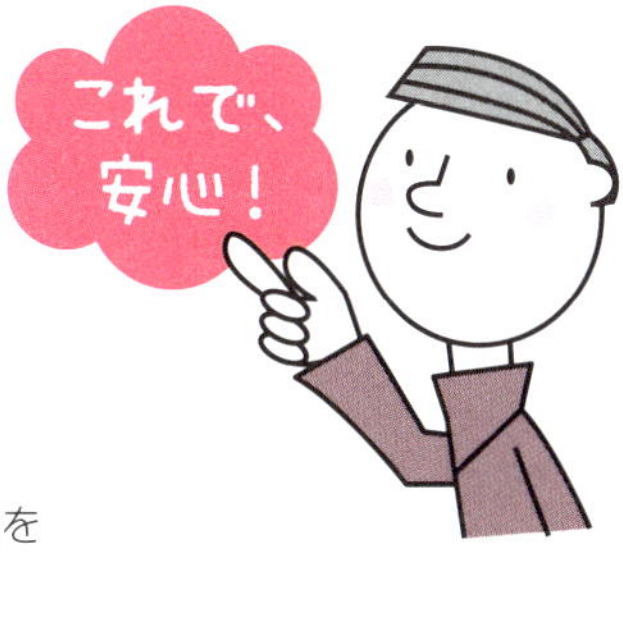

・手帳に該当するか審査が行われ1～2カ月後交付される

※一般的な申請の流れです。詳しくは市区町村の窓口に相談を

高額療養費支給の特例

透析療法が上限１万円の負担で済みます

医療費が高額になったとき、一定の額を超える分は加入する医療保険がまかなってくれる「**高額療養費制度**」がありますが、かかっている病気によってさらに上限額が低くなる「**高額療養費支給の特例**」が設けられています。血友病や人工透析など、非常に高額な治療を長期間にわたって継続しなければいけない患者さんが対象です。この特例が適用されると、高額になる透析療法も原則として負担の上限は月額1万円となります（所得によって2万円）。

この特例を受けるには、加入する健康保険に申請し、「**特定疾病療養受療証**」を交付してもらわなければいけません。おおむね申請月から適用になります。

●特定疾病療養受療証の申請方法

窓口……加入する健康保険（健康保険組合や市区町村の国民健康保険課など）の窓口

申請方法……①各保険から申請書類を受け取る
②主治医に必要事項を記入してもらう
③窓口に申請する

●特定疾病（難病）医療費助成制度

東京都では「人工透析が必要な腎不全」に関する医療について、１医療機関について１カ月１万円の自己負担額を助成しています。

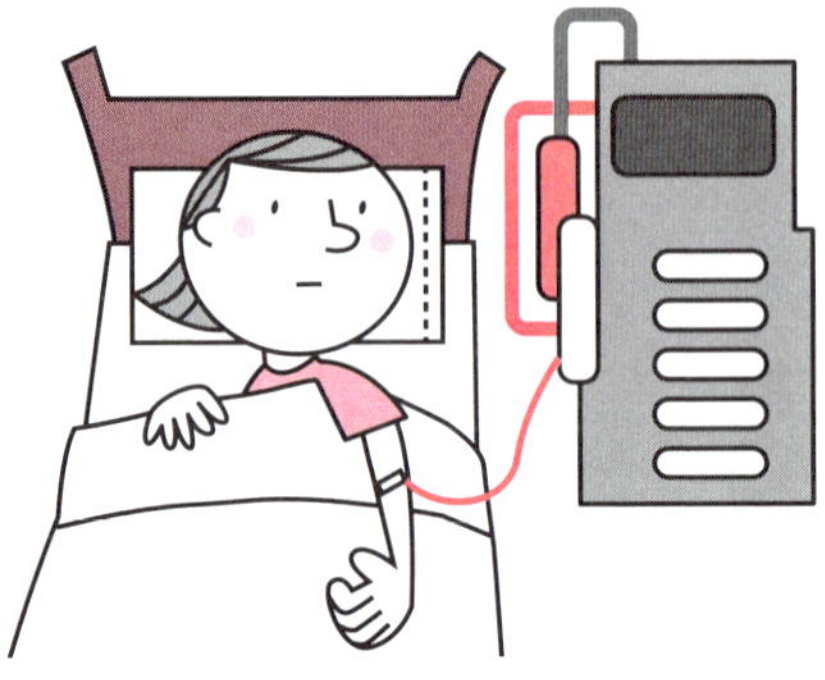

（2013年5月現在）

自立支援(更生)医療の給付

透析を含む腎臓病の治療費が一定額の自己負担で済みます

「**特定疾病療養受療証**」を医療機関の窓口に提示すれば、1カ月1万円(所得によって2万円)で透析療法を受けることができますが、さらに身体障害者手帳を取得していれば、「**自立支援医療**」の更生医療(18歳未満は育成医療)によって、医療費の助成を受けることができます。この制度は身体障害者の機能障害の軽減や改善をするために医療費を給付する制度です。

自己負担については1割の定率負担ですが、所得に応じて1カ月当たりの限度額をが決められていて、超えた分は市区町村が負担してくれます。

●腎臓病の更生を目的にした医療費(1カ月)

腎臓病の治療費 ＋ 1万円(透析療法の高額療養費支給の特例の自己負担分)

↓

自立支援医療制度を利用

①1割の定率負担

↓ 1割の自己負担が高額になる場合

②所得に応じて一定額の負担でよい

所得の区分	負担限度額
一定所得以上	20,000円
中間所得2	10,000円
中間所得1	5,000円
低所得2	5,000円
低所得1	2,500円
生活保護	0円

※腎臓機能にかかわる医療費の助成に限定されます。ほかの病気の医療費とは合算されません。
(2013年5月現在)

障害者医療費助成制度

腎臓病だけではなくほかの病気も助成してくれる制度

身体障害者手帳を取得している腎臓病患者（人工透析を受けている1級取得者、都道府県によっては3級の取得者も対象になる）が医療を受けたとき、医療保険や自立支援医療の自己負担分を地方自治体が助成してくれます。自立支援医療制度と異なるのは、対象の障害に限らずに利用できる点です。

市区町村の福祉担当窓口に申請すると「**心身障害者医療費受給資格証**」が交付されます。医療機関に健康保険証とこの受給資格証を提示すれば、助成制度を利用できます。なお、「自己負担＝0円」でこの制度を利用できる都道府県も多くありますが、一定額の自己負担が必要なところもあります。また、名称や利用方法なども都道府県によって異なるので、窓口に確認しましょう。

●3つの制度を利用するとほぼ自己負担＝0円

例　65歳未満、市区町村民税3万3千円未満（中間所得1）の透析患者のAさん

1カ月の透析医療費50万円

医療保険（①高額療養費支給の特例）
49万円

自己負担
1万円

②自立支援医療による給付
5,000円（※）

③障害者医療費助成制度
①②の制度を利用した自己負担分の給付
5,000円

※153ページ「中間所得1」の金額を参照

↓

ほぼ自己負担　0円

（2013年5月現在）

障害年金

65歳にならなくても年金を受け取ることができます

国民年金や厚生年金などの加入者が病気や障害で日常生活や就労が困難になったら、「**障害年金**」が支給されます。

国民年金の加入者は「**障害基礎年金**」、厚生年金の加入者は「**障害厚生年金**」を受給できます。障害基礎年金は障害の程度によって1、2級、障害厚生年金は1～3級に区分されています。透析患者さんの等級は、どちらの年金でもおおむね2級に認定されます。なお、障害年金の等級は身体障害者手帳の等級とは関連がないもので、申請も別に行わなくてはいけません。ただし、老齢年金を受給している人は障害年金に切り替えることはできません。

申請は、国民年金の場合は市区町村の国民年金担当窓口で行い、厚生年金の場合は住所地の年金事務所の窓口で行います。

●障害年金の受給額

透析療法を受けている障害等級２級の65歳未満の患者さんの場合

◆国民年金の場合

年額　786,500円
[子がある場合のプラス分]
2人まで　　1人226,300円
第3子以降　1人　75,400円

◆厚生年金の場合

国民年金の障害基礎年金の金額に上乗せがあり、さらに配偶者がいる場合、226,300円の加給年金が加わります。

●申請にあたっての受給要件

①障害の原因となった傷病の初診日（昭和61年3月31日以前は発病日）に国民年金または厚生年金（共済年金）に加入している

②一定の期間の保険料の滞納がない

③障害認定日もしくは現在、政令に定められた障害の状態である

（2013年5月現在）

腎移植の場合の助成制度

手術後、身体障害者手帳1級を取得できます

　すでに透析療法を受け、身体障害者手帳の1級を所持している人は、腎移植後も、そのまま1級として手帳を所持できます。透析療法を経ずに腎移植を受けた場合は身体障害者手帳を申請すれば1級と認定されます。透析患者さんと同様に、身体障害者手帳を取得すれば、腎移植にかかる入院および術後の免疫抑制剤の服用について「自立支援医療（153ページ参照）」、「障害者医療費助成制度（154ページ参照）」が利用できます。ただし、「高額療養費支給の特例（152ページ）」は人工透析を行った場合に利用できる制度なので、透析治療が終わったらこの制度は利用できなくなります。さらに、「障害年金（155ページ参照）」は移植後の経過が良好なら支給停止になります。逆に、移植前に障害年金を申請していない患者さんでも、経過によっては申請できる場合もあります。

●高額な手術費用は高額療養費でまかなえる

　腎移植の医療費は400万円を超えることもあります。一般的な医療保険の３割負担としても120万円と高額になります。加入する医療保険の「高額療養費制度」を利用すれば一定額の負担で済みます。

◆70歳未満の場合

所得区分	1カ月の負担の上限
上位所得者 （月収53万円以上など）	150,000円＋（医療費－500,000円）×1％
一般	80,100円＋（医療費－267,000円）×1％
低所得者 （住民税非課税の人）	35,400円

（2013年5月現在）

腎臓病をよく知るサイト

一般社団法人日本腎臓学会
http://www.jsn.or.jp/ 一般向けには腎臓病の基礎知識や腎臓病専門医名簿などを掲載
一般社団法人日本透析医学会
http://www.jsdt.or.jp/ 専門的な情報が主だが腎臓病治療についてのガイドラインなどが閲覧できる
日本移植学会
http://www.asas.or.jp/jst/ 臓器移植についての最新ニュースが掲載されている
日本臨床腎移植学会
http://www.jscrt.jp/ 専門的な情報が主だが腎移植についてのガイドラインなどが閲覧できる
日本慢性腎臓病対策協議会
http://j-ckdi.jp/ 慢性腎臓病（CKD）の患者さん向けの情報が検索できる
NPO法人日本腹膜透析医学会
http://www.jspd.jp/ 腹膜透析についての研究発表などがされている
社団法人全国腎臓病協議会
http://www.zjk.or.jp/ 全国の腎臓病協議会や加盟の患者会の一覧が閲覧できる
NPO法人腎臓サポート協会
http://www.kidneydirections.ne.jp/ 「腎臓病なんでもサイト」では腎臓病の基礎知識からレシピ、さらに全国の腎臓病治療施設を検索できるサイトも用意されている
順天堂大学
〒113-8421東京都文京区本郷2-1-1　03-3813-3111（大代表） http://www.juntendo.ac.jp/

さくいん

■ 監修
富野康日己（とみの・やすひこ）
順天堂大学医学部腎臓内科教授
1949年生まれ。1974年、順天堂大学医学部卒業後、市立札幌病院に勤務。79年、東海大学医学部内科助手、講師を経て、87年米国ミネソタ大学に客員講師として招聘される。88年、順天堂大学医学部腎臓内科助教授、94年に教授に就任。日本腎臓学会理事、日本糖尿病学会評議員。著書に『腎臓病がよくわかるQ&A110』（医歯薬出版）、『腎臓病を治すお医者さん』（保健同人社）など多数。監修に『腎臓病を治すらくらくレシピ』「徹底図解　腎臓病と慢性透析』（法研）など多数。

編集協力／耕事務所　**執筆協力**／野口久美子　稲川和子
カバーデザイン／上筋英彌（アップライン）　**本文デザイン**／石川妙子
イラスト／前村佳恵　山下幸子

◆手術後・退院後の安心シリーズ
イラストでわかる **腎臓病**
―慢性腎臓病・腎不全を改善させる生活ガイド―

平成25年 7 月25日　第 1 刷発行
平成25年10月 8 日　第 2 刷発行

監　　修　富野康日己
発 行 者　東島俊一
発 行 所　株式会社 **法 研**
東京都中央区銀座1-10-1（〒104-8104）
販売03（3562）7671 ／編集03（3562）7674
http://www.sociohealth.co.jp
印刷・製本　研友社印刷株式会社　0102

SOCIO HEALTH
小社は㈱法研を核に「SOCIO HEALTH GROUP」を構成し、相互のネットワークにより、"社会保障及び健康に関する情報の社会的価値創造"を事業領域としています。その一環としての小社の出版事業にご注目ください。

ISBN978-4-87954-962-4　定価はカバーに表示してあります。